谨将此书献给 Crystal, Wendy 和 Jeffrey——没有你们一路陪伴和支持，就不可能有我现在的学术成就和这本书。

用于放射物理和生物医学
工程的计算机人体模型：
历史和未来

Computational Phantoms for Radiological Physics and
Biomedical Engineering: the History and Future

徐 榭 著

科学出版社

北京

内 容 简 介

医学影像和辐射治疗依赖电离辐射（X射线、γ射线、电子、质子、重离子以及中子）实现对人体的成像或者肿瘤部位的治疗。患者和核设施工人所受辐照剂量的计算、医学工程设备的设计，经常涉及精准的三维人体解剖几何模型和先进的蒙特卡罗核物理粒子输运计算方法。本书在作者30年来的科研成果基础上，按照时间顺序系统地总结了体模近60年的发展历史，结合大量文献和图表对各种科研流派和方法进行了精辟分析，并通过大量的实例介绍了常见电离辐射剂量问题的解决方法。

本书可作为生物医学工程、医学物理、辐射防护、医学影像、放疗、核医学、计算机模拟、解剖学等专业的研究生和研究人员的参考书。

图书在版编目(CIP)数据

用于放射物理和生物医学工程的计算机人体模型：历史和未来/徐榭著.
—北京：科学出版社，2020.3
 ISBN 978-7-03-064581-4

Ⅰ.①用… Ⅱ.①徐… Ⅲ.①计算机应用–人体模型–应用–放射医学-物理学–研究②计算机应用–人体模型–应用–生物医学工程–研究 Ⅳ.①R811.1-39 ②R318-39

中国版本图书馆 CIP 数据核字(2020) 第 035492 号

责任编辑：刘凤娟 孔晓慧／责任校对：杨 然
责任印制：吴兆东／封面设计：无极书装

科 学 出 版 社 出版
北京东黄城根北街 16 号
邮政编码：100717
http://www.sciencep.com

北京虎彩文化传播有限公司 印刷
科学出版社发行 各地新华书店经销

＊

2020 年 3 月第 一 版 开本：720 × 1000 B5
2022 年 1 月第二次印刷 印张：9 1/2
字数：186 000
定价：69.00 元
(如有印装质量问题，我社负责调换)

序

随着我国在核电工业、核科学技术、环境保护、医学物理等领域的迅速发展，核与辐射安全的重要性日益明显。辐射剂量学的根本问题是确定人体受到辐射后主要器官组织所接受的辐射剂量，从而对该器官组织的辐射效应进行评估。对于受到电离辐射的工作人员和进行放射诊断及治疗的患者，其器官剂量往往很难通过探测器直接测量，须利用器官剂量转换因子计算得到。因此，多年来使用拟人化的计算机人体模型 (anthropomorphic computational phantom)(简称计算机体模) 进行蒙特卡罗辐射剂量计算一直是辐射剂量学领域的一个重要研究内容。

为了便于对辐射人群中不同个体在同一生物学基础上统一对待，国际放射防护委员会 (International Commission on Radiological Protection, ICRP) 在其 1975 年发布的 23 号报告提出用 "参考人" (reference man) 的概念来定义特定人群的解剖和生理特性，包括器官的质量、化学组织成分等参数。美国橡树岭国家实验室 (Oak Ridge National Laboratory, ORNL) 的科学家在 ICRP 参考人概念的基础上建立了三维人体数学模型，并用于核医学内照射辐射剂量的计算。这套方法后来为制定辐射防护的法规提供了大量的关键数据。世界上的计算机体模可分为三代：程式化体模、体素化体模和基于边界表示 (boundary representation, BREP) 方法的可变形体模。直到 20 世纪 90 年代，辐射防护使用的主要是第一代的程式化体模。ICRP在 2007 年正式提出以第二代的体素化体模作为新的人体参考体模的建议，并发布了一系列的新的人体组织器官的辐射剂量参考数据。但 ICRP、国际原子能机构 (IAEA) 等国际组织使用的参考人数据基本上是根据欧美人种解剖参数确定的，与中国人体形、体质、辐射特征有显著差异。如今计算机体模的发展势如破竹，拟人化体模的数量更是成倍增长。我国在这些辐射防护剂量学和国家标准的参考人模型方面的研究近年来有很大进步，但目前还面临资源分散、人才缺乏、创新能力相对不足、辐射防护的法规标准的制定 (修订) 缺少科技支撑等问题。这给我国拟人化计算机体模的科研工作带来很多的机会。我国的科学工作者应当借鉴国际发展经验，不断开发出适合中国人特征参数的计算机体模。参考人体模可用于核与辐射事故的内照射辐射剂量的虚拟刻度、评估患者受到的计算机断层成像 (computed tomography, CT) 或者正电子发射断层成像 (positron emission tomography, PET) 扫描仪带来的辐射剂量、管理介入影像学中医生和患者的安全以及重离子放疗中次级粒子对患者的影响等问题。

目前国内外有关用于辐射剂量学的计算机体模的书籍不多。中国科学技术大

学 (USTC) 徐榭教授在美国学习和工作近 30 年，在这个科研领域取得了多个重大成就，包括他领导的团队研发出来的 VIP-Man 体模、系列孕妇模型、呼吸和行走体模、USTC 不同年龄的中国人体模等。这本书是徐榭教授在多年的科研成果的基础上总结几十年来国内外发表的相关文献写成的，其广度和深度在同类书籍中不多见，为我国放射物理学界的科学工作者提供了宝贵的学术财富。同时，徐榭教授按照时间顺序来介绍体模科研中的重要历史工作，并用通俗易懂的语言对各种科研流派和方法提出自己的分析和点评，这对于年轻的学生和其他领域的学者来讲也是很有帮助的。为此我向读者大力推荐这本不可多得的好书。

中国工程院院士 潘自强

于中国核工业集团有限公司

前　　言

　　20 世纪 90 年代初，我在位于美国得克萨斯州大学城 (College Station) 这个小镇的得州农工大学 (Texas A&M University) 的物理系攻读博士学位。与很多早期出国的留学生一样，我认为物理是一门很高尚的学科，很多华人物理学家在国际上也获得了很显赫的荣誉。当时我计划在离学校不远的达拉斯新建的 SSC (Superconducting Super Collider) 高能物理实验室开展高能粒子屏蔽设计的科研项目，但由于经费问题，美国政府终止了 SSC 的实验室建设，很多物理学家和工程师失去了工作机会。这个事件促使我从物理系转到该校的核工程系学习，这样可以做些比较实际而有用的科研工作。在核工程系的 Dan Reece 教授的指导下，我开始接触基于蒙特卡罗粒子输运计算机模拟和第一代人体计算机体模的科研工作，并将这些科研工具应用于当时急需的核电站工人辐射剂量的计算和安全评估。这个博士研究课题是世界上最早将美国橡树岭国家实验室开发的一套不同年龄的男女老少身体的解剖学几何参数与核技术领域著名的 MCNP 蒙特卡罗软件相结合的工作之一。从那以后，蒙特卡罗粒子输运模拟软件和计算机体模一直是我科研的主要工具。20 世纪 90 年代初，个人计算机的发展非常快，当时我在实验室用大约十台 386 型个人计算机，花了几个月的时间来计算论文所需的数据。同时，医学断层成像技术在医院也开始普及，致使基于医学断层图像的第二代体模，即体素化体模的崛起。1995 年初，我开始在位于美国纽约州 Troy 这个历史城市的伦斯勒理工学院 (Rensselaer Polytechnic Institute，RPI) 工作的时候，体素化体模刚好面世不久，因此我学术生涯早期的独立科研工作主要是和体素化体模相关。其后我也积极推动了 2000 年后出现的第三代体模：基于边界表示 (BREP) 方法的可变形体模。常见的边界表示方法有两种形式：非均匀有理 B 样条 (non-uniform rational B-splines，NURBS) 和多边形网格 (mesh)。

　　辐射剂量学是研究感兴趣区域的累积电离能量及其分布的基础学科。辐射防护学家通常需要了解辐射与人体的相互作用，以便依照监管要求保证工作人员和公众的安全。在放射诊断学和核医学中，需要有足够能量的 X 射线和 γ 光子穿过人体组织来实现图像质量最佳化，同时要求尽量减小潜在的有害放射生物效应。相比之下，放射治疗旨在使用聚焦体外射束 (包括 X 射线、γ 射线、电子、质子、重离子) 或穿透性较弱的内照射，给肿瘤一个致死剂量，同时避免或者减小患者健康组织受到照射损伤继而引起的继发肿瘤的可能性。患者体内器官的位置可能会随着生理运动而改变，导致医学成像或放射治疗中必须考虑心脏和呼吸运动可能导致

三维 (3D) 和动态四维 (4D) 复杂的辐射剂量分布模式，因此治疗计划的实现是很困难的。一般来讲，确定人体的辐射剂量非常具有挑战性，主要原因有：① 照射场景 (exposure scenarios) 的多样化，通常包括源和人体之间复杂的几何关系；② 一次照射可以有多种辐射类型，每一种都可以穿透人体，并根据不同的辐射物理原理与组织进行相互作用；③ 人体由大量不同密度和成分的组织组成，有时还会受到器官活动的影响；④ 活人体内的剂量是不能被直接测量的，人们往往必须使用计算机或者物理模型去估计暴露于电离辐射中的工作人员或病人受到的剂量。因此，体模在辐射剂量学中有着非常重要的地位。剂量评估的准确性主要取决于体模的个体化几何特性和辐射衰减特性的吻合度，每个人身高、体型的多样性决定了这一问题的艰巨性。科研的挑战性和多样性是我多年来一直对这个科研领域抱有很强的兴趣并不断创新的原因。

在早期放射剂量学文献里，“体模” (phantom) 这一术语指的是模拟人体的一个物理体模 (physical phantom)。辐射防护文献中常用的 “模型” (model) 的含义很广，多指一个数学模型，比如呼吸或血液流动的模型，而不是一个基于解剖学的拟人模型 (anthropomorphic model)。为此，在本书中，我们尽量使用 “计算机体模” 和 “物理体模” 两个名词来避免与其他术语的混淆。

一个科研领域的发展历史是值得关注的。自 20 世纪 60 年代以来，计算机体模的发展及应用已经成为一个专门的研究领域，包括辐射防护、医学成像和放射治疗等方面。多年来，对于非电离辐射，研究人员也一直在开发相似的计算机体模，用以研究由电力线路及无线手机等设备发射的高频电磁波产生的热量引起的生物效应。自 20 世纪 60 年代开发出第一个计算机体模之后的二十年间，只有少数的计算机体模被一小部分拥有计算机的国家实验室研发和使用。20 世纪 80 年代，随着个人计算机的出现，计算机体模被广泛应用，这使得医学成像的 3D 可视化成为可能。国际化的研究群体也很快形成，多年来这一群体已经举办了几次研讨会，用以交流研究成果、促进合作，并制定未来的发展方向。1996 年，Peter Dimbylow 博士在英国国家辐射防护委员会 (现英国健康保护署) 组织了第一次关于体素化计算机体模的研讨会。2000 年，Keith Eckerman 博士在美国橡树岭国家实验室举办了一个类似的研讨会，并邀请我做学术报告。21 世纪初，对于计算机体模的研究变得非常普遍，因此在 2005 年 4 月 17~25 日，在美国核学会举办的蒙特卡罗专题会议的一个晚餐聚会上，我和参加者决定成立计算机人体体模协会 (Consortium of Computational Human Phantoms，CCHP)(http://www.virtualphantoms.org)。在 CCHP 的协作下，我和 Keith Eckerman 在 2009 年担任主编，邀请来自 13 个国家的 64 位作者共同参加写作，并于 2009 年出版了 *Handbook of Anatomical Models for Radiation Dosimetry* 一书，该书是一部这个领域全面的学术论著。2011 年，由我发起，清华大学李君利教授承办，在中国北京举办了 “第三届辐射防护、成像和放射治疗领域计算机体模国际研讨会"(http://www.virtualphantoms.org/3rdWorkshopInBeijing.html)。这次研讨会是首次同时有电离辐射和非电离辐射的研究人员参加的计算机体模会议。会上决定，这系列研讨会将每两年举办一次。2013 年 5 月 20~22 日，第四届研讨会由社会信息技术研究基金会 (IT'IS) 的 Niels Kuster 教授在瑞士苏黎世承办 (http://cp2013.org/)。2015 年 7 月 20~22 日，第五届研讨会由汉阳大学的 Chan Kim 教授在韩国首尔承办。2017 年 8 月 27~30 日，第六届研讨会由约翰·霍普金斯大学的 Ben Tsui 教授在美国马里兰州的 Annapolis 承办 (http://www.cpworkshop.org/)。2019 年 7 月 22~24 日，第七届研讨会由 Helmholtz Zentrum München 的 Maria Zankl 女士在德国慕尼黑承办 (https://cp2019.helmholtz-muenchen.de/)。至此，这个每两年一次的国际研讨会的模式已趋成熟，其学术方面的事宜由以下委员会成员负责：徐榭 (Xie George Xu，召集人，美国/中国)，Benjamin Tsui (美国)，Chan Kim (韩国)，Maria Zankl (德国)，Wesley Bolch (美国)，Niels Kuster(瑞士)，Wolfgang Kainz(美国)，David Broggio(法国)，Paul Segars(美国)，李君利 (中国)，Tomoaki Nagaoka(日本)。

　　我们在 2009 年文献调研发现当时世界上已经有 120 多篇用于电离辐射的计算机体模的学术文章，而在 2014 年写综述文献的时候发现这个数目竟然达到 287。计算机体模的涌现，让我有些惊讶，因为从 20 世纪 60 年代直到 80 年代，大家能够使用的计算机体模只有不到十个。而 20 世纪 80 年代末和 90 年代初，先进的医学成像技术如 X 射线计算机断层扫描 (X-ray computed tomography，X-CT) 和磁共振成像 (magnetic resonance imaging，MRI) 等的发展起到很大的作用，因此 2009 年统计出来的体素化体模大多数发表于这个时期。随着计算机技术的进一步发展，器官的表面可以通过先进的建模技术而定义为各种各样的立体几何，例如，二次方程和体元以及先进的几何图形 (如 B 样条、NURBS 和多边形网格等)。这些可能变形的体模使得设计新的体模变得简单快捷，属于新型的第三代体模，其中包括用于非电离辐射的体模。这让我意识到过去的近 60 年来体模的发展速度其实是呈指数型增长的，而不是大多数人想象的线性发展模式。这也是我写本书的动机——跟大家分享我对这个领域的历史发展规律的理解和对未来工作的展望。

　　计算机体模技术随着时间不断地发展，新体模也在不断地出现。近 60 年来，在辐射防护、医学成像和放射治疗领域，使用体模进行辐射剂量计算已经成为一个重要的研究方向。本书将向读者介绍近 60 年来体模的研究和发展历程。本书根据计算机体模的复杂度将其发展分为三代。第一代体模是程式化模型，将人体分解为简单的几何结构，最初是由美国橡树岭国家实验室在 20 世纪 60 年代进行核医学内照射剂量研究时开发的。80 年代末，由于断层成像的发展和计算机的普及，大量基于影像的体素化体模迅速兴起，即第二代体模。2000 年以来出现的第三代体模则基于一种称为边界表示方法的先进的几何学，有 NURBS 和多边形网格模型。本书通过介绍基础建模技术、分析体模的几何特性及其用于解决的剂量测定问题，使读者对体模的产生以及不同时期面临的技术挑战有一个大概的了解。本书的目的是让中文读者对用于辐射剂量计算的体模的历史和不同时期面临的技术挑战有一个详细的了解。为了达到这个目的，本书首先对基本建模技术和体模所用的几何特性进行详细的解释和分析，然后在此基础上通过实例来说明一些最著名的体模和需要解决的辐射剂量测定问题。本书用四个附表来总结近 60 年来体模的统计数据。本书也对目前 ICRP 辐射防护体系规定的辐射防护的 "集体平均剂量" 预期剂量，以及经常用于医学物理学研究的 "个人" 累积剂量的概念问题进行了重点说明。为了深度介绍相关的工作，本书特别介绍了我在 RPI 和中国科学技术大学 (USTC) 研究小组的一些科研项目的例子。本书最后部分讨论了这个科研领域未来的发展方向，回答大家可能关注的一些问题，比如：体模相关研究的基本挑战是什么？为什么计算机体模的进化方式是这样的？计算机体模的数量会在某个时间点停止增加吗？目前 ICRP 辐射防护体系 "参考人" 的概念在辐射防护领域过时了吗？如何手动和自动改变体模形态？如何将体素化的体模转换为基于网格的体模？如何直接在基于网格的体模上进行蒙特卡罗模拟？如何开发宏观到微观的多尺度模型，并将其与 GPU 加速的蒙特卡罗模拟相结合？

　　本书在编写过程中，得到了 RPI 和 USTC 放射医学物理中心的很多老师和同学的大力支持，特别是几位学生 (毛莉、何丽娟、齐雅平、毛玲丽) 做了大量的翻译和编辑工作，在此表示衷心的感谢。

徐榭

2019 年 5 月

中国科学技术大学放射医学物理中心

安徽, 合肥

目　　录

序

前言

第 1 章　辐射剂量学基本原理与蒙特卡罗计算方法 ··· 1

1.1　辐射剂量学基本原理 ··· 1

1.2　蒙特卡罗计算方法 ·· 11

1.2.1　蒙特卡罗计算方法 ·· 12

1.2.2　蒙特卡罗软件程序 ·· 14

第 2 章　计算机体模的发展 ·· 20

2.1　立体几何建模方法以及体模分类 ·· 20

2.2　程式化体模 (1960 年到 2000 年) ·· 23

2.2.1　孕妇体模 ··· 27

2.2.2　德国性别特异性的 ADAM 和 EVA 体模 ·· 27

2.2.3　用于空间辐射剂量学的 CAM 和 CAF 体模 ···································· 28

2.2.4　美国医用内照射剂量委员会工作 ··· 28

2.2.5　用于 SPECT 和 PET 成像的 MCAT 体模 ····································· 29

2.2.6　其他的程式化体模工作 ··· 29

2.3　体素化体模 (20 世纪 80 年代至今) ··· 30

2.3.1　美国范德堡大学的工作 ··· 32

2.3.2　德国环境与健康国家研究中心的工作 ·· 32

2.3.3　美国耶鲁大学的工作 ·· 33

2.3.4　英国健康保护署的工作 ··· 34

2.3.5　澳大利亚弗林德斯大学的工作 ·· 34

2.3.6　美国伦斯勒理工学院的工作 ·· 34

2.3.7　美国佛罗里达大学的工作 ·· 35

2.3.8　日本原子能研究所的工作 ·· 36

2.3.9　韩国汉阳大学的工作 ·· 36

2.3.10　中国相关单位的工作 ··· 36

2.3.11　意大利的相关工作 ·· 38

2.3.12　法国国家健康与医学研究院的工作 ·· 38

2.3.13　其他研究机构的工作 ··· 39

2.4　基于边界表示方法的体模 (2000 年至今) ···························39
　　2.4.1　美国北卡罗来纳大学、约翰霍普金斯大学和杜克大学的工作 ·······39
　　2.4.2　美国伦斯勒理工学院的工作 ···························· 41
　　2.4.3　美国佛罗里达大学的工作 ···························· 47
　　2.4.4　美国范德堡大学的工作 ······························ 49
　　2.4.5　巴西伯南布哥州联邦大学的工作 ···················· 49
　　2.4.6　法国辐射防护与核安全研究院的工作 ················ 50
　　2.4.7　比利时鲁汶大学的工作 ······························ 51
　　2.4.8　中国科学技术大学的工作 ···························· 52
　　2.4.9　清华大学的工作 ···································· 53
　　2.4.10　中国科学院核能安全技术研究所的工作 ············· 55
2.5　非电离辐射的应用 ·· 55
　　2.5.1　瑞士社会信息技术研究基金会的工作 ·················· 56
　　2.5.2　美国休斯敦大学及其合作者的工作 ···················· 56
　　2.5.3　美国宾夕法尼亚大学的工作 ·························· 59
　　2.5.4　韩国汉阳大学的工作 ································ 59
　　2.5.5　伊朗马什哈德的公立大学的工作 ······················ 61
第 3 章　物理体模 ·· 62
3.1　物理体模在辐射剂量学的应用 ································ 63
3.2　物理体模的属性 ·· 64
　　3.2.1　组织等效材料 ···································· 64
　　3.2.2　解剖的设计与发展 ································ 65
　　3.2.3　物理体模的剂量测量 ······························ 66
　　3.2.4　目前已有的商业物理解剖体模 ···················· 68
3.3　物理体模总结 ·· 73
第 4 章　体模应用实例 ·· 76
4.1　辐射剂量学 ·· 76
　　4.1.1　外照射光子剂量测定 ······························ 76
　　4.1.2　外电子剂量测定 ···································· 77
　　4.1.3　外中子剂量测定 ···································· 77
　　4.1.4　外质子剂量测定 ···································· 77
　　4.1.5　红骨髓外剂量测定 ································ 77
　　4.1.6　内电子剂量测定 ···································· 78
　　4.1.7　胃肠道中内光子剂量测定 ·························· 78
　　4.1.8　临界事故剂量重建的动态体模 ······················ 78

4.2　放射学影像的应用 ·· 79

　　4.2.1　SPECT 和 PET 脑显像中的器官剂量 ······················ 79

　　4.2.2　X 射线影像中的器官剂量 ································· 79

　　4.2.3　CT 中的器官剂量 ··· 79

　　4.2.4　介入中的器官剂量 ··· 80

4.3　放射治疗的应用 ·· 80

　　4.3.1　前列腺外照射治疗的共轭蒙特卡罗方法 ·············· 80

　　4.3.2　质子放射治疗中的非靶器官剂量 ······················ 81

　　4.3.3　IGRT 中的呼吸管理 ······································ 81

　　4.3.4　近距离放射治疗测定 ···································· 81

　　4.3.5　放射治疗在 IGRT 中的图像剂量 ······················ 81

　　4.3.6　质子放射治疗 ··· 81

　　4.3.7　射野外器官剂量估计 ···································· 82

第 5 章　讨论和结论 ··· 85

附录·· 92

参考文献 ·· 111

第 1 章　辐射剂量学基本原理与蒙特卡罗计算方法

近年来，随着计算机的发展与普及，体模被越来越多地应用在电离辐射与非电离辐射研究领域。尤其在辐射剂量学方面，计算机人体模型 (简称计算机体模) 起到了非常重要的作用。辐射剂量学是研究电离辐射在物质中沉积的能量及其分布的一门科学。在辐射防护领域，为了保证工作人员和公众的安全，需要监测工作和环境中射线对人体造成的剂量。在放射诊断方面，需要用足够能量的射线来实现图像质量最佳化，同时尽量降低人体接受的照射以免带来有害的放射生物效应，因此需要对受照人体的剂量进行评估。在放射治疗领域，应尽量使病人肿瘤部位接受的剂量达到致死剂量，同时减小身体其他组织所受剂量。由于活人体内的剂量无法直接测得，人们便采用计算机或者物理模型去估计电离辐射对工作人员或者病人产生的剂量。采用计算机体模对辐射剂量进行估算时，一般需要结合蒙特卡罗程序来模拟辐射与物质相互作用过程，进而获得体模的剂量分布数据。1.1 节将对辐射剂量学的基本概念和原理进行简要的介绍。这些概念在以后的章节会大量使用，因此建议读者尽量掌握这些知识。1.2 节首先概述蒙特卡罗方法的原理，然后介绍辐射剂量学领域常用的一些蒙特卡罗软件程序。

1.1　辐射剂量学基本原理

辐射剂量学研究的对象是电离辐射在物质中沉积的能量及其分布，该研究对象被广泛应用于辐射防护、医学成像以及放射治疗等领域。辐射剂量学主要研究电离辐射与物质的相互作用而产生的能量转移，获得受照射物质的剂量分布，从而为辐射防护的设计与评价、放射治疗计划的制订、辐射损伤的医学诊断和治疗提供依据。

辐射剂量学中常用的量可以分为随机量和确定量 (非随机量)。受到统计波动影响的量被称为随机量，而大量随机量的平均值则被称为确定量。因此每一个随机量都有一个相应的确定量。以下部分将对辐射剂量学中的常用量进行介绍 (Attix, 1986; Zaidi and Hasegawa, 2003; ICRP, 1973; ICRP, 1977; ICRP, 1990; ICRP, 2007; 潘自强, 2011)。

1. 比释动能

比释动能是一个与吸收介质内间接致电离辐射源 (光子与中子) 相关的非随机

量。要定义比释动能，我们需要先定义与它相关的随机量——转移能和辐射能 R。辐射能 R 定义为粒子发射、转移或接收的能量 (除去静止能量之外)。在某一体积元 V 内转移的能量由以下式子给出：

$$\varepsilon_{\mathrm{tr}} = (R_{\mathrm{in}})_{\mathrm{u}} - (R_{\mathrm{out}})_{\mathrm{u}}^{\mathrm{nonr}} + \sum Q \tag{1.1}$$

其中，$(R_{\mathrm{in}})_{\mathrm{u}}$ 是进入 V 的所有不带电粒子的辐射能。$(R_{\mathrm{out}})_{\mathrm{u}}^{\mathrm{nonr}}$ 是离开 V 的所有不带电粒子的辐射能，但不包含带电粒子在 V 内的辐射损失。辐射损失指的是带电粒子动能向光子的能量转化，以轫致辐射 X 射线的产生或者正电子飞行湮没的方式。在正电子飞行湮没中，仅正电子湮没时的动能部分被归为辐射能量损失 (这部分能量被产生的光子随着 1.022 MeV 的静止质量能量一起带走)。$\sum Q$ 指的是 V 内的静止质量变化产生的能量 (由质量转化成能量时符号为正，由能量转化成质量时符号为负)。从转移能的定义公式我们可以看出，转移能指的是体积 V 内带电粒子接收的总能，无论该能量以何种方式损失掉。

现在我们可以定义体积 V 内的比释动能 K 为

$$K = \frac{\mathrm{d}(\varepsilon_{\mathrm{tr}})_{\mathrm{e}}}{\mathrm{d}m} \tag{1.2}$$

其中，$(\varepsilon_{\mathrm{tr}})_{\mathrm{e}}$ 是在某一时间间隔内转移在体积 V 内的能量期望值。$\mathrm{d}(\varepsilon_{\mathrm{tr}})_{\mathrm{e}}$ 是在无限小体积 $\mathrm{d}v$ 内 (其内物质质量为 $\mathrm{d}m$) 的能量转移期望值。由于差商可以被认为是非随机量，公式内的 $\mathrm{d}(\varepsilon_{\mathrm{tr}})_{\mathrm{e}}$ 可以简写为 $\mathrm{d}\varepsilon_{\mathrm{tr}}$。

在吸收物质为空气的情况下，比释动能被称为空气比释动能或者自由空气比释动能。

X 射线或者 γ 射线的比释动能包含单位介质内转移给电子和正电子的能量。快电子在物质中以两种方式损失能量：① 通过与靶物质原子核外电子发生库仑相互作用，以电离或者激发的方式损失能量，这种能量方式被称作碰撞相互作用。② 通过与靶物质原子核的库仑场相互作用使电子减速，在此过程中发射出 X 射线光子 (轫致辐射光子)。这些 X 射线光子相比电子有更强的穿透能力，因此它们会把能量带到远离电子径迹的位置。此外，正电子也会通过飞行湮没损失掉一部分可观的能量，这也是一种带电粒子初始动能的辐射损失方式。因此我们可以根据带电粒子是将能量通过电离或者激发损失在附近位置，还是通过光子将其带走，将比释动能 K 分为两个部分，分别定义为 K_{c} 和 K_{r}，即

$$K = K_{\mathrm{c}} + K_{\mathrm{r}} \tag{1.3}$$

其中，下标 c 和 r 分别代表碰撞 (collision) 和辐射 (radiation)。这里我们定义 K_{c} 为碰撞比释动能，K_{r} 为辐射比释动能。

对中子而言，由于其产生的带电粒子是质子或者重反冲核，其 K_r 小到可以忽略，因此对中子而言 $K = K_c$。

我们再引入一个随机量叫作净转移能。其定义如下：

$$\varepsilon_{tr}^n = (R_{in})_u - (R_{out})_u^{nonr} - R_u^r + \sum Q = \varepsilon_{tr} - R_u^r \tag{1.4}$$

式中，R_u^r 是体积 V 内产生的带电粒子通过辐射损失方式损失的辐射能。式 (1.4) 与式 (1.1) 中除了 R_u^r 项之外一模一样。从中我们可以看出，转移能和比释动能包含了辐射损失能量，而净转移能和碰撞比释动能则没有。现在我们可以定义碰撞比释动能为

$$K_c = \frac{d\varepsilon_{tr}^n}{dm} \tag{1.5}$$

其中，ε_{tr}^n 是某一时间间隔内在一有限的体积 V 中净转移能的期望值，$d\varepsilon_{tr}^n$ 则是无限小体积 dv 内 (质量为 dm) 的该值。因此碰撞比释动能是我们在感兴趣位置的单位质量物质中转移给带电粒子的净能量期望值，这其中不包含经过辐射损失的能量及带电粒子之间互相传递的能量。

相应地，与式 (1.4) 和式 (1.1) 相似，辐射比释动能 K_r 也可以定义如下：

$$K_r = \frac{dR_u^r}{dm} \tag{1.6}$$

2. 吸收剂量

吸收剂量是与所有类型的电离辐射场有关的一个物理量，包括直接和非直接电离。吸收剂量是辐射剂量学中一个广泛应用的物理量。要定义吸收剂量 D，我们需要先定义一个与之相关的随机量，即授予能 ε。授予能是有限体积 V 中 (质量为 m) 由电离辐射授予的能量，其定义如下：

$$\varepsilon = (R_{in})_u - (R_{out})_u + (R_{in})_c - (R_{out})_c + \sum Q \tag{1.7}$$

其中，$(R_{in})_u$ 和 $\sum Q$ 的定义与式 (1.1) 相同，$(R_{out})_u$ 指离开体积 V 的所有非带电粒子的辐射能，$(R_{in})_c$ 是进入体积 V 的所有带电粒子的辐射能，$(R_{out})_c$ 是离开体积 V 的所有带电粒子的辐射能。现在，我们可以定义体积 V 内的吸收剂量 D 如下：

$$D = \frac{d\varepsilon}{dm} \tag{1.8}$$

式中，ε 是某一时间间隔内授予有限体积 V 内物质的能量期望值，$d\varepsilon$ 则代表无限小体积 dv 内质量为 dm 的物质所获得的能量。因此吸收剂量 D 代表了在某一点处授予单位质量物质的能量期望值，其单位与比释动能相同。

吸收剂量代表了留在某一点处单位质量物质内的能量，该辐射能量会产生一些与之相关的效应。一些效应直接与吸收剂量 D 成正比，而另外一些则与 D 更相关一些。无论何种方式，如果 $D = 0$，则将不会有辐射效应产生。因此，吸收剂量是辐射物理中最重要的一个基本物理量。

中国科学技术大学 (USTC) 放射医学物理中心的学生可以在一个辐射剂量学的课程中深入地讨论上面涉及的这些基本概念。例如，在图 1-1 中，当单能光子入射到 10 cm×10 cm×10 cm 的均匀水箱中时 (水箱中心为坐标轴原点)，会分别考虑比释动能和吸收剂量的行为。比较发现，入射粒子为低能 X 射线 (0.5 MeV) 时，带电粒子平衡，剂量建成区很窄，几乎没有，吸收剂量与比释动能近似相等。而入射粒子为高能 X 射线 (10 MeV) 时，吸收剂量的剂量深度变化趋势为先快速上升，在 −1 cm 左右处达到最大值之后，缓慢下降。而比释动能入射表面处剂量最大，之后大致呈直线下降，此时不能用比释动能去估计吸收剂量。这是由于入射带电粒子能量较高时，带电粒子平衡条件不能满足。当 10 MeV(高能) 光子入射到水模中时，会在表面层中产生高能次级电子，这些高能次级电子要穿过一定的深度直至其能量耗尽才会停止，因此不能在生成次级电子的体元内沉积能量，吸收剂量随着深度增加而增加。但是由于入射光子的强度遵循指数衰减规律，随深度增加而逐渐减小，生成的高能次级电子数随深度增加而减少。由带电粒子不平衡造成的随深度增加而增加的次级电子数，与遵循指数衰减规律减少的次级电子数相等时，吸收剂量达到最大，生成剂量建成区。所以在一定深度以内，总吸收剂量随深度增加而增加，随后逐渐减少。很多有经验的科研人员在计算高能量光子的皮肤

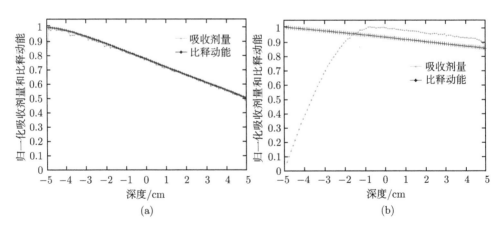

图 1-1　0.5 MeV (a) 和 10 MeV (b) 能量的入射光子归一化吸收剂量和比释动能随均匀水箱深度的变化趋势对比

本图表明，在高能量光子的计算中，带电粒子平衡条件其实没有得到满足，因而使用 MCNP 蒙特卡罗软件里面的 F4 计数器的比释动能来计算皮肤的剂量会高估皮肤的吸收剂量

剂量时会错误地假设带电粒子平衡条件得到满足，因而使用了 MCNP 蒙特卡罗软件里面的 F4 计数器的比释动能来计算皮肤的剂量 (也即所谓的比释动能近似 (kerma approximation) 方法)，导致其结果过大。德国的一些学者早期使用的自己开发的一个蒙特卡罗软件是基于比释动能近似方法，后来他们承认在他们负责的国际放射防护委员会 (International Commission on Radiological Protection，ICRP) 的报告里面的一些高能光子的皮肤剂量的数据是错的。

3. 照射量

照射量是剂量学中一个重要的非随机量。1962 年以前，照射量被称为照射剂量，再之前 (1956 年以前) 没有专门的名字来定义照射量，而仅仅是一个以 1928 年国际辐射单位和测量委员会 (International Commission on Radiation Units and Measurements, ICRU) 定义的伦琴 (R) 为测量单位的量。通常来讲，照射量是只对 X 射线和 γ 射线定义的物理量。照射量的符号是 X，1980 年，ICRU 将其定义为 $\mathrm{d}Q$ 和 $\mathrm{d}m$ 的商。这里，$\mathrm{d}Q$ 是光子在质量为 $\mathrm{d}m$ 的空气中产生的所有电子和正电子将其所有能量沉积在空气中时产生的某一种符号离子的绝对总电荷数。因此照射量由以下公式给出：

$$X = \frac{\mathrm{d}Q}{\mathrm{d}m} \tag{1.9}$$

ICRU 还特别说明，$\mathrm{d}Q$ 不包含由于电子韧致辐射光子产生的电离，也不包含正电子飞行湮没光子产生的电离。从碰撞比释动能和照射量的定义及其物理意义上来看，照射量实质上是 X 射线和 γ 射线在空气中的碰撞比释动能的电离等效量。

4. 品质因子与剂量当量

辐射的质量和数量共同决定了辐射效应的严重程度。因此，相同的吸收剂量未必引起同等程度的辐射生物效应。辐射质量是与能量沉积的微观空间分布特征相关的。对带电粒子而言，该分布与辐射粒子的质量、电荷数以及能量有关，对非带电粒子而言，如 X 射线和 γ 射线，该分布则由其产生的次级带电粒子特性决定。稀疏电离辐射比如 X 射线和 γ 射线以及中高能电子和 β 射线被认为是低品质辐射源，而致密电离辐射比如低能电子 (如俄歇电子)、质子、中子和 α 粒子则属于典型的高品质辐射源。通常来讲，对于同等的吸收剂量，稀疏电离辐射 (低品质辐射) 造成的辐射生物效应的严重程度比致密电离辐射 (高品质辐射) 要低。

辐射品质可以通过传能线密度 L(或 LET) 或有限传能线密度来定量表征。带电粒子在某种材料中的有限传能线密度定义如下：

$$L_{\Delta} = \left(\frac{\mathrm{d}E}{\mathrm{d}l}\right)_{\Delta} \tag{1.10}$$

式中，dE 是带电粒子在物质中穿行一定距离时，由能量转移小于某一能量值的历次碰撞损失的能量；dl 是带电粒子在物质中穿过的距离，称为截止能。从式中我们可以看出，有限传能线密度需要指定相应的截止能 Δ。根据定义，无限传能线密度 Δ(或 LET_∞) 代表了当截止能取无限大时的情况，即带电粒子在物质中穿过一定距离时，能量转移取一切可能值的历次碰撞引起的总能量损失。无限传能线密度也被简称为传能线密度。

对同样的吸收剂量，低 LET 辐射的辐射生物效应的程度较高 LET 辐射要低。辐射品质对辐射生物效应的影响可以通过辐射源 A 的相对生物效应 RBE(A) 来量化，其定义如下：

$$\text{RBE}(\text{A}) = \frac{D_{\text{reference}}}{D_{\text{A}}} \tag{1.11}$$

其中，$D_{\text{reference}}$ 就是参考辐射源 (常用的稀疏电离辐射源如 ^{60}Co 发射的 γ 射线就是一种典型的参考源) 产生一个特定的可量化的辐射生物效应所需的吸收剂量；D_{A} 则是在其他条件尽量一致的情况下，辐射源 A 要产生同等程度辐射生物效应所需的吸收剂量。产生相同辐射生物效应所需 200 keV X 射线的能量与其他辐射源所需能量的比值称为该辐射的相对生物效应 RBE。由于相对生物效应 RBE 代表的是吸收剂量的比值，因此它是一个无量纲的量。任何辐射种类的 RBE 值是与特定器官在特定辐射条件下的特定辐射生物效应相关的。因此 RBE 是与具体的应用相关的。

实际的 RBE 值由很多因素决定，比如辐射生物效应本身的机理、吸收剂量、吸收剂量率等，为了便于辐射防护，人们采用另外一个简化版的相对生物效应度量，即品质因子 Q(或 QF)。ICRP 的 60 号报告规定 Q 的值为水中无限传能线密度 L_∞ 的函数，其关系如表 1.1 所示 (ICRP, 1990)。

表 1.1　Q 与 L_∞ 的关系

$L_\infty/(\text{keV}/\mu\text{m})$	Q
$\leqslant 10$	1
$10 \sim 100$	$0.32L - 2.2$
$\geqslant 100$	$300/\sqrt{L}$

由于吸收剂量 D 不足以反映及预测辐射生物效应的严重程度，在辐射防护中，引入了一个新的量来更好地关联辐射与其引发的生物学效应。这个量称为剂量当量，组织中某一点处的剂量当量定义如下：

$$H = QDN \tag{1.12}$$

其中，D 为吸收剂量；Q 为品质因子；N 为所有其他修正因子之积，ICRP26 号报告推荐 N 值取 1。

　　然而，由于随着能量的变化，辐射径迹上的 LET 以及相应的 RBE 和 Q 会发生改变，因此，某一点处的剂量当量 H 需要跟平均品质因子 $\overline{Q}$ 以及该点处的平均吸收剂量 D 关联起来。剂量当量的计算公式如下：

$$H = \overline{Q}DN \qquad (1.13)$$

其中，平均品质因子由以下式子定义：

$$\overline{Q} = (1/D)\int_0^\infty Q(L)\,D(L)\mathrm{d}L \qquad (1.14)$$

式中，D 是吸收剂量，$Q(L)$ 是传能线密度为 L 的某一点处的品质因子，$D(L)$ 是传能线密度为 L 的某一点处的吸收剂量。

　　当辐射在某一点处对 L 的分布未知时，ICRP 规定对不同的辐射种类可以使用的近似值：对 X 射线、γ 射线和电子，$\overline{Q}$ 值为 1；对能量未知的静止质量大于一个原子质量的单电荷粒子，$\overline{Q}$ 值为 10；对未知能量的 α 粒子和多电荷粒子 (以及未知电荷粒子)，$\overline{Q}$ 值为 20。特别地，对热中子而言，其 $\overline{Q}$ 值可以从图 1-2 查得，该图来自 ICRP21 号报告 (ICRP，1973)，其中 $\overline{Q}$ 值被表示为中子能量的函数。美国核管理委员会 (Nuclear Regulatory Commission，NRC) 基于 ICRP26 报告制定了 10CFR20 号法规 (ICRP，1977)，对 Q 值进行了规定，如表 1.2 所示。

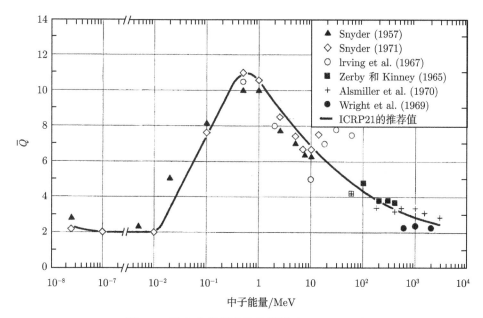

图 1-2　$\overline{Q}$ 与中子能量的关系图 (ICRP，1973)

表 1.2　NRC 规定的 Q 值 (ICRP, 1977)

辐射种类		Q
X 射线、γ 射线、电子 (所有能量)		1
中子	热中子	2
	0.01 MeV	2.5
	0.1 MeV	7.5
	0.5 MeV	11
	未知能量	10
高能质子		10
α 粒子、裂变碎片、重核		20

5. 辐射权重因子与当量剂量

由于某一点处的能量分布难以确定,因此品质因子和剂量当量没有太大的实际作用。此外,辐射生物效应也不仅仅由传能线密度决定,因此,ICRP 于 1990 年在其 60 号报告中定义了一个新的概念,即辐射权重因子,来代替品质因子 Q。辐射权重因子是基于低剂量情况下产生随机性生物效应的 RBE 来选择的。相应地,为了与之前的剂量当量的概念区分,ICRP 定义了一个新的概念,即当量剂量。某一组织或者器官 T 中由辐射 R 引起的当量剂量 $H_{T,R}$ 由以下式子给出 (ICRP, 1990):

$$H_{T,R}=W_R D_{T,R} \tag{1.15}$$

其中,W_R 是辐射权重因子,该因子是一个无量纲的量,用来考虑不同的辐射种类在相对辐射生物效应上的区别;$D_{T,R}$ 代表了组织或者器官 T 中由辐射 R 引起的平均吸收剂量。

当一个组织或者器官同时被不同的辐射源 (不同辐射品质的放射源) 照射时,组织或者器官 T 的当量剂量 H_T 为每一种辐射造成的组织或器官平均剂量 $D_{T,R}$ 乘以其相应的辐射权重因子 W_R 之和,即

$$H_T=\sum_R W_R D_{T,R} \tag{1.16}$$

对于一个组织或者器官,当量剂量和剂量当量在概念上是不一样的。剂量当量是基于组织某一点处的吸收剂量以及该点处与 LTE 相关的品质因子分布 $Q(L)$。当量剂量则是基于组织或器官的平均吸收剂量以及作用在该组织或者器官上的辐射源的辐射权重因子 W_R。

ICRP 在其年度报告中对辐射权重因子的推荐值有持续的更新。ICRP60 号报告、ICRP103 号报告规定的辐射权重因子 W_R 如表 1.3 所示。对于未包含在该表中的辐射类型及能量,可以取 W_R 等于 ICRU 球中 10 mm 深处的 $\overline{Q}$ 值,该值由

式 (1.14) 给出。在 ICRP60 号报告中，中子的 W_R 值有两种方式来表示：一种是与能量相关的阶跃函数，如表 1.3 所示；另一种是与能量相关的连续函数，如图 1-3 所示。在实际应用中，列表的中子 W_R 值很少用到，通常采用连续函数形式。在 ICRP103 号报告中，对中子和质子的辐射权重因子进行了调整，并包含了带电 π 介子的权重因子，而对光子、电子、μ 子和 α 粒子则保持不变。ICRP60 号报告和 ICRP103 号报告规定的中子辐射权重因子 W_R 对比如图 1-3 所示。

表 1.3 ICRP60 号报告和 ICRP103 号报告规定的辐射权重因子
$$W_R(\text{ICRP}, 1990, 2007)$$

辐射类型及能量	辐射权重因子 W_R	
	ICRP60 号报告	ICRP103 号报告
光子	1	1
电子和 μ 子	1	1
中子	$\begin{cases} 5, & E_n < 10 \text{ keV} \\ 10, & 10 \text{ keV} \leqslant E_n \leqslant 100 \text{ keV} \\ 20, & 100 \text{ keV} < E_n \leqslant 2 \text{ MeV} \\ 10, & 2 \text{ MeV} < E_n \leqslant 20 \text{ MeV} \\ 5, & E_n > 20 \text{ MeV} \end{cases}$	$\begin{cases} 2.5 + 18.2 \exp\left\{ -\dfrac{[\ln(E_n)]^2}{6} \right\}, \\ \qquad E_n < 1 \text{ MeV} \\ 5.0 + 17.0 \exp\left\{ -\dfrac{[\ln(2E_n)]^2}{6} \right\}, \\ \qquad 1 \text{ MeV} \leqslant E_n \leqslant 50 \text{ MeV} \\ 2.5 + 3.25 \exp\left\{ -\dfrac{[\ln(0.04E_n)]^2}{6} \right\}, \\ \qquad E_n > 50 \text{ MeV} \end{cases}$
质子	5 (反冲质子除外)，$E_n > 2$ MeV	2
带电 π 介子	无	2
α 粒子、裂变碎片、重核	20	20

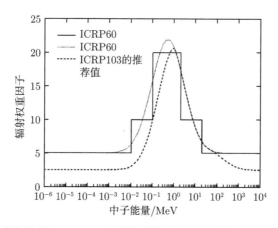

图 1-3 ICRP60 号报告和 ICRP103 号报告规定的中子辐射权重因子与中子能量的关系
(ICRP，1990，2007)

6. 组织权重因子与有效剂量

为了设定辐照安全标准，我们假设任何器官经辐射后产生有害生物效应的概率与该器官接受的剂量当量成正比。然而，由于各器官的辐射敏感程度存在差异，因此该比例应该与具体的器官有关。为了评估辐射产生的随机性效应对人体产生的总有害程度，ICRP 于 1977 年在其 26 号报告中定义了有效剂量当量的概念，其定义为 (ICRP，1977)

$$H_E = \sum_T W_T H_T \tag{1.17}$$

其中，W_T 为组织权重因子，该因子由 ICRP 推荐，用以表示与器官或组织单位剂量当量相应辐射引起的头两代人的癌症死亡率以及严重遗传病概率。不同的器官或组织的辐射敏感程度不同，因此其组织权重因子也有不同的数值。H_T 为组织或器官的剂量当量值，其定义见式 (1.11) 和式 (1.12)。在 ICRP 引入辐射权重因子代替品质因子来计算式 (1.17) 中的 H_T，并将其更名为当量剂量后，有效剂量当量也相应地更名为有效剂量，用符号 E 表示。

ICRP 推荐的组织权重因子是基于含有相同数量男性与女性的参考人群数据，并包含了很大的年龄范围。有效剂量的定义适用于不同性别的放射性工作人员和公众。与辐射权重因子一样，ICRP 在其年度报告中对组织权重因子的推荐值也有持续的更新。表 1.4 所示为 ICRP26 号报告 (ICRP，1977)、ICRP60 号报告 (ICRP，1990)

表 1.4   ICRP26 号报告、ICRP60 号报告以及 ICRP103 号报告推荐的组织权重因子值
(ICRP，1977，1990，2007)

组织或器官	W_T		
	ICRP26	ICRP60	ICRP103
性腺	0.25	0.20	0.08
红骨髓	0.12	0.12	0.12
结肠	未给出	0.12	0.12
肺	0.12	0.12	0.12
胃	未给出	0.12	0.12
膀胱	未给出	0.05	0.04
乳腺	0.15	0.05	0.12
肝	未给出	0.05	0.04
食道	未给出	0.05	0.04
甲状腺	0.03	0.05	0.04
皮肤	未给出	0.01	0.01
骨表面	0.03	0.01	0.01
大脑	未给出	未给出	0.01
涎腺	未给出	未给出	0.01
其余组织	0.30	0.05	0.12

以及 ICRP103 号报告 (ICRP, 2007) 中所推荐的组织权重因子值。NRC 根据 ICRP26 号报告制定了辐射防护法规 10CFR20,该法规于 1991 年被批准,并于 1994 年生效。

7. 待积剂量

待积剂量是待积有效剂量和待积当量剂量的简称。这里我们首先定义待积吸收剂量 $D(\tau)$ 为

$$D(\tau) = \int_{t_0}^{t_0+\tau} D(t)\mathrm{d}t \tag{1.18}$$

式中,t_0 为摄入放射性物质的时刻,$D(t)$ 为 t 时刻的吸收剂量率,τ 为摄入放射性物质之后经过的时间。未对 τ 进行规定时,对成年人,τ 值取 50 年,对儿童则算至 70 岁。待积当量剂量 $H_{\mathrm{T}}(\tau)$ 的定义为

$$H_{\mathrm{T}}(\tau) = \int_{t_0}^{t_0+\tau} H_{\mathrm{T}}(t)\mathrm{d}t \tag{1.19}$$

式中,t_0 为摄入放射性物质的时刻,$H_{\mathrm{T}}(t)$ 为 t 时刻的器官或组织 T 的当量剂量率,τ 为摄入放射性物质之后经过的时间。未对 τ 进行规定时,对成年人,τ 值取 50 年,对儿童则算至 70 岁。待积有效剂量 $E(\tau)$ 的定义为

$$E(\tau) = \sum_{\mathrm{T}} W_{\mathrm{T}} H_{\mathrm{T}}(\tau) \tag{1.20}$$

式中,$H_{\mathrm{T}}(\tau)$ 为积分至时间 τ 时器官或组织 T 的待积当量剂量,W_{T} 为器官或组织 T 的组织权重因子。未对 τ 进行规定时,对成年人,τ 值取 50 年,对儿童则算至 70 岁。

1.2　蒙特卡罗计算方法

蒙特卡罗计算方法被广泛地用来解决涉及统计过程的问题,医学物理领域涉及的辐射产生、输运以及探测过程的随机性本质都非常适合使用该方法。蒙特卡罗计算方法在处理那些无法用确定性方法进行计算且实验测量不可行的复杂问题时很有帮助。然而,由于计算机能力的限制,该方法在 20 世纪 90 年代以前只有大型科研单位能够使用,其潜能没有最大限度地发挥。随着高速和廉价的个人计算机的出现,以及并行计算算法和高性能计算平台的出现,蒙特卡罗计算方法获得了广泛的关注。目前已经有很多用于核影像学、剂量学以及放射治疗领域的专用蒙特卡罗软件程序。本节将对蒙特卡罗计算方法以及这些蒙特卡罗计算软件程序进行很基本的介绍,读者可以通过进一步阅读相关文献来深入学习蒙特卡罗计算方法和蒙特卡罗软件程序。

1.2.1　蒙特卡罗计算方法

蒙特卡罗计算方法 (以下简称蒙特卡罗方法) 是计算科学中应用面非常广的一个科研手段, 通过这个手段, 很多物理过程、系统和现象可以用统计方法来进行模拟计算。蒙特卡罗方法的基本思想是, 当所求问题的解是某随机事件出现的概率或某随机变量的期望值, 或是与概率、期望有关的量时, 可以通过 "试验" 的办法得到该事件发生的频率或该随机变量若干个具体观察值, 从而求得算术平均值, 再经过相关计算得到问题的解。这种试验方法会用到统计学中的随机数。对我们感兴趣的辐射剂量学计算而言, 电离辐射粒子的输运过程可以通过模拟在定义的区域产生具有某种概率分布的粒子或射线, 然后追踪它们在物质内的输运, 用概率密度函数抽样来估计其相互作用、轨迹以及能量转移分布。

在大多数辐射防护和医学物理应用中, 采用的粒子主要为能量为 20 MeV 以下的光子和电子以及能量为 300 MeV 以下的质子。辐射防护剂量学中也会考虑到中子源和高能物理研究中或空间辐射环境下的能量高达 TeV 量级的高能粒子。各类型的辐射与物质的相互作用是不同的, 例如, 光子 (X 射线或 γ 射线) 主要通过光电效应、康普顿散射和电子对效应来沉积能量 (Attix, 1986)。人体器官或组织内发生光子相互作用的概率由粒子的能量、组织中的电子密度和组织中化学组织成分相关的 "截面" 所决定。在数学层面上, 位于角度为 φ 处的单个电子与光子发生康普顿散射的单位立体角 Ω 微分截面可由 Klein-Nishina 公式确定 (Attix, 1986):

$$\frac{\mathrm{d}\sigma}{\mathrm{d}\Omega_\varphi} = \frac{r_0^2}{2} \left(\frac{h\nu'}{h\nu} \right)^2 \left(\frac{h\nu}{h\nu'} + \frac{h\nu'}{h\nu} - \sin^2 \varphi \right) \tag{1.21}$$

其中, r_0 是经典电子半径, $h\nu$ 和 $h\nu'$ 分别是散射之前和之后的光子能量。详尽的光子截面库已被开发应用于辐射输运计算中 (Hubbell, 1969; Storm and Israel, 1970)。一般情况下, 各种微分、积分和微积分方程描述的玻尔兹曼辐射输运问题可以通过包括有限差分法、有限元法、离散坐标法和蒙特卡罗方法在内的数值计算方法来解决。然而, 只有蒙特卡罗方法能够解决三维 (3D) 非均匀介质, 比如人体中的粒子相互作用所有方面的问题。蒙特卡罗方法是基于统计的模拟方法, 有着悠久的历史, 但其真正应用到辐射输运模拟和相关软件的开发则是从第二次世界大战期间洛斯阿拉莫斯国家实验室 (LANL) 研究核武器时开始的 (Hammersley and Handscomb, 1964)。

在蒙特卡罗程序中, 使用随机数来比较每个感兴趣的几何区域中相互作用的概率, 从而确定一个粒子的运动距离和反应类型。这个过程相当烦琐, 需要对极大量的粒子 (现今经常超过 100 万个) 进行重复模拟, 其中每个粒子都在 3D 解剖模型中被跟踪, 直到它的所有能量被吸收或粒子从几何模型中逸出。其统计的固有不确定性可控制在 1% 以内，通常比使用剂量计对物理体模 (对于物理量，如吸收剂量) 进行测量得到的实验结果更精确。不过，为了验证蒙特卡罗方法的计算结果的可靠性，实验用物理体模仍然是必需的。这导致了一个特殊的问题，即目前尚不清楚与直接测量一个简单的物理体模相比，利用蒙特卡罗方法计算一个贴近真实的体模是否能提供更精确的剂量估算值。利用蒙特卡罗方法进行剂量估算变得热门的一个原因是，在过去的 30 年里，计算机的成本和计算能力得到了很大的提高。各大蒙特卡罗代码包的开发是由国家实验室及其大量的用户来支持的，这使得蒙特卡罗代码如今被广泛应用于核工程、辐射防护和医学物理等领域。

蒙特卡罗方法的计算结果有两种可能的误差来源：统计误差和系统误差。统计误差与蒙特卡罗方法的本身特点直接相关，往往取决于计算过程中模拟的粒子数量。一般来讲，在模拟的粒子数量超过 100 万的时候，蒙特卡罗结果的统计误差就小于百分之几了。因此，为了减小蒙特卡罗结果的统计误差，我们只需增加模拟的粒子数量，也就是延长单片 CPU 的蒙特卡罗方法的计算时间就可以了。相比之下，蒙特卡罗方法的系统误差就比较复杂了，它可能包括以下一些原因：放射物理的公式和参数的误差、几何定义 (包括计算机体模) 的不确定性、材料定义的不确定性、放射源定义的不确定性以及人为的错误。蒙特卡罗方法的系统误差是可以通过与实验比较来确定的。一个大型和通用的蒙特卡罗软件 (比如 MCNP)，会在开发阶段用到大量的实验数据来检查它用到的放射物理的公式和参数的准确性。一旦放射物理的公式和参数得到确定，普通的用户不再需要亲自做实验来验证。剩下的是几何定义、材料定义和放射源定义的不确定性了。这些不确定性对于比较严谨的科研项目来讲是必须通过一些比较简单的实验来验证的。比如，一个放射治疗计划软件系统 (不管是基于蒙特卡罗方法还是其他方法) 的质量控制要求其计算的结果必须和通过每周要完成的水箱测量获得的剂量数据相符合到一定程度才能使用。拟人物理体模的测量也可以用来确定蒙特卡罗方法的人体器官几何定义和放射源定义的不确定性，但由于拟人物理体模和基于该体模生成的 CT (computed tomography) 计算机体模在材料的定义方面还是有些差别，加上剂量计本身的测量精度有限，因此基于拟人物理体模的测量往往会与蒙特卡罗方法的计算结果相差 5% 甚至 10% 以上。鉴于这些原因，拟人物理体模的测量很少用来严格地验证蒙特卡罗方法的系统误差。尽管如此，拟人物理体模的测量还是在文献中有报道，一般水平较高的科研小组一定会有技术力量来完成拟人物理体模的测量的相关工作。值得一提的是，有的小组还会用两个不同的蒙特卡罗软件 (比如 MCNP 和 GEANT4) 来对比，其目的是要避免放射物理的公式和参数导致的系统误差。不同的蒙特卡罗软件用到的放射物理的公式和参数会有些不同，但像 MCNP 这样经过 60 多年来很多人使用的大型和通用的蒙特卡罗软件，其基本的放射物理的公式和参数是可以令人信服的。

为什么有些领域 (比如正电子发射断层成像 (positron emission tomography, PET) 核医学的科研) 没有人用到拟人物理体模呢? PET 的步骤涉及将放射性核素 (F-18) 注入人体血管, 等待大约 30 min 后, F-18 在体内通过重新分布, 开始成像, 其后 F-18 通过物理衰变和生理过程排出到体外。根据简单的计算, PET 的剂量不是太大, 全身的有效剂量小于 10 mSv (相当于 10 mGy), 和放疗的剂量 (70 Gy) 相差 7000 倍。同时, 在物理体模中不可能模拟这些放射性核素随时间分布的情况, 甚至对蒙特卡罗方法来讲也是不容易的。加上 PET 辐射剂量不是太大, 就没有人会在 PET 的研究中自找麻烦地用到拟人物理体模了。

那么是否有必要用蒙特卡罗方法和计算机体模来研究 PET 呢?尽管 PET 辐射剂量不是太高, 计算机体模比较容易用来模拟静态的核素分布, 但还是会有文献报道, 特别是与成像质量相关的。总之, 对临床医学影像来讲, 辐射剂量是次要问题, 成像质量是首要问题。另外, 尽管 PET 辐射剂量很低, 和 CT 的辐射剂量问题一样, 医生和病人还是需要知道 PET 的剂量是多少, 特别是不同年龄的男女患者的器官剂量相差还是比较大的。从科研的角度, 如何在保障图像质量的同时降低辐射剂量是目前世界各国在研究的热门课题。在这种情况下, 中国科学技术大学开发的不同年龄的男女患者计算机体模具有一定的科研优势。麻烦的是要研究图像质量, 这很困难。杜克大学的 NCAT (NURBS-based cardiac-torso) 动态体模主要是用到单光子发射计算机断层成像 (single photon emission computed tomography, SPECT) 心脏动态成像质量的研究, 近期才用到 CT 剂量方面。

1.2.2　蒙特卡罗软件程序

大多数蒙特卡罗软件程序最初是为核工程和高能物理研究而开发的。尽管这些代码已经通过辐射物理学的严格评估, 但如果没有丰富的经验, 这类软件往往难以使用。几乎所有现有的蒙特卡罗软件程序都可以处理体素构造表示法 (constructive solid geometry, CSG)。20 世纪 90 年代, 一些代码会在处理全身体模计算所需的大量体素时遇到问题 (例如, MCNP 会限制栅元数不能超过 2500 万)。

关于蒙特卡罗方法在辐射防护学和医学物理学方面的应用, 有许多综合性评论或介绍性文章 (Andreo, 1991; Raeside, 1976; Turner et al., 1985; Zaidi, 1999; Zaidi and Sgouros, 2003; Rogers, 2006)。一些公开的用于辐射剂量计算的通用蒙特卡罗软件程序包括: EGS (NRC, 2013), FLUKA (Battistoni et al., 2006), GEANT4 (Allison et al., 2006), MCNP (Brown, 2003), MCNPX (Pelowitz, 2005), MCNP6 (Goorley et al., 2013) 和 PENELOPE (Salvat et al., 2003)。还有一些用于放射治疗的蒙特卡罗软件程序 (Rogers, 2006)。下面我们将对以上几个在体模计算中普遍使用的蒙特卡罗软件程序进行简要的介绍。

1. EGS

EGS (Electron Gamma Shower) 是一个通用的电子–光子输运计算程序包 (Rogers，2006)。该程序最早是由美国国家加速器实验室 (SLAC) 开发的。Bielajew 等于 1994 年对 EGS 程序的早期发展历程进行了总结与回顾。美国国家加速器实验室的 Nelson 早期关于 EGS 的工作，诞生了后来的 EGS3、EGS4/PRESTA 以及现在的 EGSnrc 程序系统。为了扩大 EGS3 程序的能量适用范围，Nelson 与来自加拿大国家研究委员会 (NRC) 的 Rogers 以及日本高能加速器研究机构 (KEK) 的 Hirayama 一起合作，于 1985 年发布了 EGS4 程序。基于用户的反馈，EGS 的开发者们发布了 EGS 用户程序 BEAM，用来模拟医用放射治疗加速器。BEAM 程序是基于之前 Petti 和 Udale 的加速器模型产生的。BEAM 程序和相关的软件是于 1995 年发布的，并在之后有持续的发展。BEAM 程序现在可以在网上申请用于非商业用途。EGS4 程序的最新版本为 NRC 于 1997 年发布的第三版。后来，来自 NRC 的 Kawrakow 对电子–光子输运进行了重要改进并于 2000 年发布了 EGSnrc 程序。EGSnrc 程序提高了带电粒子输运机制和原子散射截面数据的准确度，并采用了 C++ 几何库来定义复杂的源和输运环境。EGSnrc 还提供了基于 BEAM 程序发展的 BEAMnrc 组件。

Nelson 建立的 EGS 程序系统是一个开放软件，任何以科研为目的的个人或组织都可以申请使用。申请者得到源程序的同时也可以获得大量的文档资料以供查阅。成千上万的研究者获得了 EGS4 程序并将其广泛应用在各研究领域，这些工作对 EGS 程序本身起到了标定和验证其可靠性的作用。此外，通过程序使用者的反馈，EGS 程序也得到不断的修正和改进。这种开放式软件的模式在现在已成为一种普遍现象。

EGS 系统能够获得成功的另一个原因是定期开设 EGS 培训班。早在 1986 年，EGS4 刚发布不久，EGS4 的开发者们就在 NRC 开办了第一届培训班。参与培训的 26 个学生中至少有 8 个在后来成了其部门或者实验室的负责人。培训班除了教授学生如何使用该程序之外，也使发布者有机会了解到用户的需求，便于程序的进一步发展。

2. FLUKA

FLUKA(Battistoni et al.，2006) 是一个通用的粒子输运蒙特卡罗模拟程序包，被广泛应用在质子和电子加速器屏蔽设计、剂量学、探测器设计、加速器驱动系统、宇宙射线、中微子物理和放射治疗等领域。FLUKA 程序最早的工作可以追溯到 1962 年。1962 年至 1967 年间，在 Geibel 和 Hoffmann 的指导下，Ranft 在欧洲核子研究组织 (CERN) 从事强子级联方面的研究工作，并发布了第一个高能物理蒙特卡罗输运程序。根据 Ranft 个人的整理，可以将 FLUKA 程序的发展分成三代, 分别为 20 世纪 70 年代、80 年代和现代的 FLUKA 程序。这些程序都始于同样的源头, 并且每一代程序都是基于上一代的工作。但 FLUKA 程序每一代都不只是对已有程序的改进, 而是在程序的物理设计和目标上都有巨大的突破。尽管为了显示其历史沿革和发展, 每一代程序依然沿用 "FLUKA" 这个名字, 但目前的 FLUKA 程序已经和 1990 年以前发布的版本截然不同, 并且比之前的版本强大许多。目前最新的版本为 FLUKA2011.2x-7。

FLUKA 可以对 60 多种粒子与物质的相互作用进行精确的模拟。包括从 1 keV 到数千 TeV 的电子和光子, 低至热能区的中子、重离子、中微子, 任何能量的介子, 20 TeV 以下的强子 (FLUKA 程序结合 DPMJET 程序可以模拟高达 10 PeV 的强子) 及其所有相应反粒子。FLUKA 程序还可模拟极化光子 (如同步辐射) 和可见光光子。基于著名的 CG(Combinatorial Geometry) 程序包, FLUKA 程序可以处理非常复杂的几何体。FLUKA CG 可以正确地追踪带电粒子, 并能够对电磁场中的粒子进行模拟。

对大多数应用而言, 用户不需要对 FLUKA 程序进行改动。用户可以采用卡片式输入方法, 以一定的格式输入各项参数即可生成用于模拟计算的输入文件。对于特殊的用户需求, FLUKA 也提供了用户界面程序供用户使用, 并提供了很多用于 FLUKA 程序的调试和可视化工具。

3. GEANT4

GEANT4(Allison et al., 2006)(GEANT4 Collaboration 2015) 是用 C++ 语言开发的采用面向对象技术构建的蒙特卡罗通用程序包, 被广泛应用于高能物理、核物理、加速器物理、医学物理以及空间物理等领域。GEANT4 程序包由 CERN 和 KEK 主导, 共有 20 多个机构、几十位科学家参加编写。GEANT4 可以精确地模拟多种粒子类型穿过物质的输运过程, 这些粒子类型几乎涵盖了目前所有已知的粒子, 包括电子、质子、γ 射线等普通粒子, 氚核、α 粒子等原子核, 以及夸克、胶子等。GEANT4 程序提供了完备的工具包用于各领域的探测器模拟, 如几何建模、追踪、探测器响应、可视化和用户界面等。该工具包适用于多学科领域, 提供了丰富的物理过程来处理不同能量的不同粒子与物质的相互作用过程, 包括多种物理过程的模拟, 如电磁相互作用、强相互作用、可见光过程、光核反应、粒子输运过程, 以及带电粒子在磁场中的运动等。用户可以根据自己的任务需求建立独立应用模式或者面向对象的应用叠加模式。无论采用以上哪一种模式, GEANT4 工具包都可以对从初始问题的定义到结果的产生以及制图发表的整个过程进行支持。

开发 GEANT4 程序最早的想法始于 1993 年 CERN 和 KEK 的两个独立的研究。这两个研究小组开始研究如何将现代计算技术应用到 CERN 此前开发的基于 Fortran 的 GEANT3 程序上。1994 年秋, 一个正式的提案 RD44 被提交到 CERN

的探测器研究和发展委员会。该提案即创建一个全新的基于面向对象技术的蒙特卡罗程序，它很快变成了一个大范围的国际合作项目，来自欧洲、日本和美国的多个研究机构的物理学家和软件工程师参与其中。该项目的目标是要编写一个探测器模拟程序，该模拟程序需要具备能够满足下一代亚原子物理实验所需求的功能以及灵活性。这一目标迅速得到了扩展，因为大家发现这样的工具也能够用于核物理、加速器物理、空间物理和医学物理领域。RD44 项目于 1998 年完成并发布了第一版的程序。随后该程序被重命名为 GEANT4。参与 RD44 项目的国家各研究所、实验室以及 HEP (high energy physics) 实验组签署了一个正式的 MOU(memorandum of understanding) 协议，该协议就程序的管理、维护、用户支持以及完善和再开发等问题进行了规定。MOU 协议还建立了以合作理事会、技术支持理事会和几个工作组为核心的合作结构。GEANT4 程序正式发布的最新版本为 2019 年 12 月发布的 GEANT4 10.6。

4. MCNP

MCNP(Goorley et al.，2013；Goorley，2014)，即 Monte Carlo N Particle，是由 LANL 的蒙特卡罗程序小组开发的一个通用蒙特卡罗粒子输运程序。该程序包可以对 37 种不同粒子和任意重离子的输运问题进行模拟。

早在 20 世纪 40 年代，LANL 便开始了基于蒙特卡罗方法的粒子输运程序的开发。Ulam、Neumann、Richtmyer、Metropolis 等一起在第一代计算机上研究了中子输运问题。1947 年 3 月，Neumann 给当时 LANL 理论物理部的负责人 Richtmyer 写信提出了使用统计方法计算裂变装置中的中子扩散和增殖问题的思路，第一代电子计算机上的蒙特卡罗计算由此诞生。1947 年，在 LANL 工作的费米发明了一个叫作 FERMIAC11 的装置，并在其上实现了基于蒙特卡罗方法的对可裂变材料中中子运动的追踪。

20 世纪 50 年代至 60 年代间，LANL 开发了一系列用于特殊用途的蒙特卡罗程序，包括 MCS、MCN、MCP 和 MCG，在 70 年代逐渐诞生了 MCNP(早期的含义是 Monte Carlo Neutron Photon)。1983 年，MCNP3 通过美国橡树岭国家实验室 (Oak Ridge National Laboratory，ORNL) 辐射安全信息计算中心 (RSICC) 向公众发布。1990 年，MCNP 程序中加入了电子输运，该部分来自圣地亚国家实验室发展的 ITS(Integrated TIGER Series)，此时 MCNP 的含义变成了 Monte Carlo N Particle。自此之后，MCNP 程序不断发展，包含了越来越多的粒子类型。1996 年，LANL 的 LAHET 程序被加入 MCNP4B 中，产生了 "Many-Particle MCNP Patch"。多粒子输运经过持续发展，形成了一个单独的程序 MCNPX。2001 年到 2002 年间，基于现代语言 Fortran 90，MCNP4C 程序经过了完全的改写，并通过结合 MPI 和 OpenMP 实现了并行化，产生了 MCNP5。2006 年 7 月开始了 MCNPX 2.6.B 和 MCNP5 的融合工作，产生了 MCNP6。MCNP6 在高能粒子模拟方面有较大的发展，提高了其在稀有同位素生产、空间辐射屏蔽、宇宙射线以及加速器领域的可靠性。

目前 MCNP 最新版本是 MCNP6.2。旧版本 MCNP6.1.1-Beta 没有像前一版 MCNP6.1 那样进行详尽的可靠性及有效性验证，发布者并不推荐大家将该版本用于生产层面的计算中。MCNP6.2 在旧版 MCNP6.1.1-Beta 的基础上修复了 172 个错误，增强了代码库，添加了 39 个新功能，并且提供工具简化了软件的易用性和结果分析难度。

5. PENELOPE

PENELOPE (Salvat et al., 2003，2014) 是一个用于正负电子–光子输运模拟的蒙特卡罗程序包，它可以模拟 50 eV 到 1 GeV 能量范围内的正负电子–光子输运问题，其低能电子 (与辐射生物效应相关的计算) 的数据是比较完善的。PENELOPE 程序采用混合模拟法对正负电子与介质的相互作用进行模拟，这些作用包括了正负电子的弹性散射、非弹性散射、轫致辐射、原子内壳层电离以及正电子湮没等。而对光子与介质的相互作用如相干散射 (瑞利散射)、非相干散射 (康普顿散射) 以及光电吸收、正负电子对效应等则采用详细模拟的方法。PENELOPE 程序是用 Fortran 语言编写的基于一系列子程序的大型程序包。程序体的核心是一个叫作 PENELOPE.f 的子程序包，负责在均匀物质中产生电子–光子簇射。rita.f 和 penvared.f 这两个子程序包分别包含了随机抽样的通用工具以及减小方差技术。PENELOPE 程序提供了一个叫作 PENGEOM 的子程序来实现由二次曲面定义的均匀几何体构建。PENELOPE 程序包还包含了在电磁场中追踪电子和正电子的子程序。此外，PENELOPE 还提供了工具用于产生不同物质的截面以及其他反应数据。PENELOPE 模拟开始于一个主程序，该程序引导控制对粒子轨迹的追踪以及相关数据的存储。通常来讲，用户需要自己提供主程序来与其想要解决的问题匹配。PENELOPE 程序提供了三个主程序例子，包括通用主程序 penmain.f，用于平板结构模拟的 penslab.f，以及用于多层圆柱体结构模拟的 pencyl.f。这几个主程序能够满足大部分普通用户的需求，用户只需要编写相应的输入文件即可。

PENELOPE 程序是由经济合作与发展组织 (OECD) 的核能署 (NEA) 发布和维护的，其第一个版本发布于 1996 年。此后，PENELOPE 程序经历了多次发展，包括物理相互作用模型、抽样算法、几何描述和减小方差技术等方面。新版的 PENELOPE 程序使用了更可靠的电子/正电子碰撞的内壳层电离截面数据。还发展了一种更复杂的输运机制算法来产生软碰撞事件的位移和能量转移，这种方法称为随机铰链 (random hinge) 方法。此外，PENELOPE 程序还引入了模糊二次曲面来构建几何结构。新版的程序在精度和可靠度上有了进一步的提升。相较于其他蒙特卡罗粒子输运程序而言，PENELOPE 程序包含了更为详尽的低能输运截面数据以及灵活的几何建模功能。现在 PENELOPE 已经发展为一个模拟复杂几何体中的电子–光子输运问题灵活可靠的工具，其在剂量学、放射治疗、电子探针微区分析等领域有广泛的应用。目前最新的版本是 PENELOPE2014。

第2章　计算机体模的发展

根据以往发表的关于计算机体模发展的综述来看,大部分文献主要关注一个特定时间段内或者某一种特殊类型的体模 (Caon, 2004; Zaidi and Xu, 2007; Eckerman et al., 2009; Zaidi and Tsui, 2009),并且这些综述没有明确地按照构建技术对体模进行分类。同时在这些文章发表期间,一系列新的体模也逐渐发展起来,它们应用了更为先进的边界表示 (boundary representation,BREP) 方法。这就需要深刻理解体模的构建技术,以及研究团队在何时主要采取哪一种技术,因为这将为未来体模的发展走向提供重要的思路。

2.1　立体几何建模方法以及体模分类

首先我们需要了解计算机体模的几何形状,即构成模块。计算机体模的构成需要考虑多个因素,例如,解剖学,特定组织/器官的辐射敏感度,运算效率,以及蒙特卡罗软件的兼容性等。体模必须明确定义发生辐射相互作用及能量沉积的器官表面。计算机图形库借助计算机辅助设计 (computer aided design,CAD) 在很大程度上解决了立体几何建模的问题。目前广泛使用的两种建模方法为: ① CSG; ② BREP (Agostinelli et al., 2003; Geant4 Team, 2007; Leyton, 2001; Stroud, 2006)。这两种方法在表面的空间位置和相互关系上是完全不同的。

CSG 允许建模者使用布尔算子 (或者类似的) 创建形状很简单的基元。基元可以是长方体、圆柱体、棱镜、金字塔、球体、锥和椭圆体,其表面可以简单地用二次曲面方程表示。当对象的形状较简单时,CSG 适用性较好,能够得到比较好的结果。

然而现代 CAD 软件系统,更多的是基于 BREP 方法。BREP 的信息分为两种类型:拓扑和几何。拓扑的信息包括顶点、边缘和表面之间的关系。除了这些关系,拓扑的信息还包括边缘和表面的定位。在以先进的 BREP 为基础的 CAD 中,对象的表面可以用曲线、曲面的非均匀有理 B 样条 (non-uniform rational B-splines,NURBS) 定义,得到光滑的表面。对象表面也可以由用 X, Y, Z 坐标表示顶点的多边形来表示。在 CAD 中,多边形网格或非结构化网格是用来决定对象几何形状的顶点和多边形的集合。原则上,NURBS 和多边形网格是可以互换的 BREP 数据结构。然而,与 CSG 表示不同,BREP 由于可用的操作工具丰富 (如挤压、倒角、混合、制图、去壳和调整) 而显得灵活得多。这些特点允许以 BREP

为基础的体模适用于具有复杂解剖特点的对象。此外，BREP 技术可以实现表面形变——运算需要调整器官大小、器官运动来改变体模姿势以更好地模拟人与所处环境的相互作用。

例如，左肺在 CSG 方法中可以表示为 "切掉部分的半椭球"(Cristy and Eckerman, 1987)。可以运用布尔运算从椭球体 (A) 减去椭球体 (B) 来定义切掉的部分，从而定义左肺 (作者没有明确指定)。如下式所示：

$$
\begin{aligned}
&A: \left(\frac{X-8.5}{5}\right)^2 + \left(\frac{Y}{7.5}\right)^2 + \left(\frac{Z-43.5}{24}\right)^2 \leqslant 1, \quad Z \geqslant 43.5 \\
&B: \left(\frac{X-2.5}{5}\right)^2 + \left(\frac{Y}{7.5}\right)^2 + \left(\frac{Z-43.5}{24}\right)^2 \geqslant 1, \quad Y < 0
\end{aligned}
\tag{2.1}
$$

图 2-1(a) 和图 2-1(b) 表示了左肺经布尔运算前后的 3D 效果。上述表面方程计算效率高，并能被几乎所有蒙特卡罗代码识别。使用蒙特卡罗代码时，左肺的几何形状往往被进一步简化，用几个平面代替椭球体 B。这种类型的体模曾经被称为 "程式化" (stylized) 或 "数学"(mathematical) 体模。然而，即使经过复杂的合理设计的布尔操作，基于二次曲面的体模在解剖学上也并不准确。人类的肺的真实形状更接近于无定形态，不能用简单的椭球体表示。

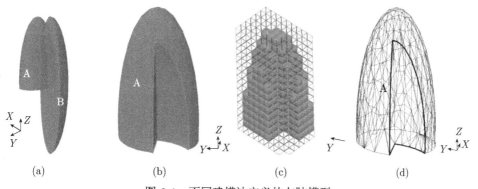

图 2-1 不同建模法定义的左肺模型

(a) CSG 式建模，在布尔运算 (减法) 之前，包括两个椭球体 A 和 B; (b) 椭球体 A 减去椭球体 B 之后; (c) 左肺的体素表示; (d) BREP 型，使用多边形网格建模左肺

利用 CSG 建模技术的体素构造表示而产生的体模如图 2-1(c) 所示。图 2-1(c) 中左肺由 3D 立方体组合而成。将医学影像数据转化为几何体素，是一种直接的真实表述人体解剖结构的建模方法。定义体素的几何形状在现有的蒙特卡罗代码中很容易实现。另一方面，每一张层析图像都需要进行器官划分，将每个体素指定为不同的感兴趣器官或组织，如肺、骨、皮肤，并用不同的识别号标记。因为没有适用于所有器官的自动划分算法，人工划分将耗费大量时间。此外，体素化体模基

于某个特定对象的图像, 缺乏与器官大小、形状和位置相关的解剖多样性, 而这种多样性在辐射防护剂量计算中又非常重要。另外, CT 图像一般不易区分软组织, 通常也不是全身图像。最后, 器官的边缘存在不均匀的阶梯, 并不是光滑的表面, 如图 2-1(c) 所示。因此, 这类体模的精确度取决于体素的大小, 尤其是对于薄的、小的组织, 如皮肤、晶状体、肋骨和骨髓。改变器官形状可能会影响所有相关的体素, 这使得计算效率很低。这些类型的计算机体模通常被称为 "体素" 或 "层析" 的体模。

肺也可以用先进的 BREP 建模技术包括 NURBS 或多边形网格表面来定义。建立以 BREP 为基础的体模最常用的方法是, 首先用商业软件从层析图像数据中标出每个器官的轮廓, 然后将所有器官组合成整个人体。本质上是将体素转化为光滑且符合解剖学的 NURBS 或多边形网格表面。这些体模通常被称为 NURBS 多边形网格或 BREP 体模。这种体模比较误导性的名称是混合体模, 因为它没有指出事实上使用了两种不同的方法。图 2-1(d) 是左肺的三角网格模型, 由高分辨率层析图像得到。

基于文献中提供的时间信息以及技术信息, 本章将计算机体模的发展划分为三代: ① 基于二次方程式构建的程式化体模 (1960 年到 2000 年); ② 基于断层图像构建的体素化体模 (20 世纪 80 年代至今); ③ 基于先进基元构建并且可变形的 BREP 体模 (2000 年至今)。图 2-2 对比了这三代体模的几何复杂程度。

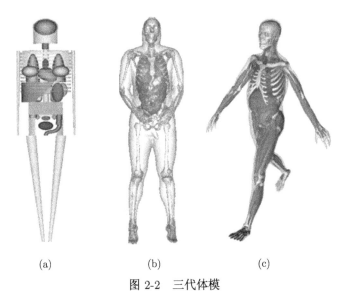

（a）   （b）   （c）

图 2-2   三代体模

(a) 程式化体模; (b) 体素化体模 (图中用光滑表面展示); (c) BREP 体模

2.2 程式化体模 (1960 年到 2000 年)

为了更好地评估工作人员和病人由沉积体内的放射性材料所引起的器官剂量, 第一代计算机体模开始逐渐发展起来 (Eckerman et al., 2009)。在 20 世纪初期阶段, 由于近距离照射 (例如镭) 的应用, 一些最早期的剂量评估技术也同步发展了起来。按 Loevinger 在文献中所述 (Loevinger, 1965a, 1965b; Loevinger, 1969), 早在 1920 年左右, 关于人体内沉积的放射性材料所引起的剂量学研究就已经受到关注。对此, Quimby 还在核医学杂志上发表了一篇关于放射剂量学早期发展的历史综述 (Quimby, 1970)。早期的技术是由基于外部剂量评估方法, 再通过一些假设和修正改变而来, 这些假设和修正的引入是为了解释不同类型辐射所带来的影响 (NCRP, 1985)。然而, 与照射量和吸收剂量的直接测量不同, 内部剂量的评估往往需要引入计算工作。

早年间, 内部剂量主要依据 Marinelli 和他的同事在 20 世纪 40 年代提出的公式 (Marinelli, 1942; Marinelli et al., 1948) 来计算, 但这些公式只考虑了 β 放射性核素 (被归类为非穿透性辐射) 以及这些放射源衰变产生的 γ 射线 (穿透性辐射) 所引起的吸收剂量。

1959 年, ICRP 联合 ICRP II 委员会, 提出了使用非常简单的模型来进行内部剂量计算 (ICRP, 1959)。在这个模型中, 使用一个带有 "有效半径" 的球体来代表身体的每一个器官。假设感兴趣的放射性核素位于球体的中心, 以此计算每个 "器官" 的 "有效吸收能量"。在这种方法中, 用一个半径为 30 cm 的球体代表整个身体。有趣的是, 半径为 30 cm 的球体同样用来代表一种器官或组织, 如 "肌肉"、小肠和整个胃肠道。

这些方法为分布式的放射性核素提供了在当时看来合理准确的剂量评估。然而, 随着科技的发展, 大多数的剂量师和研究人员希望改善技术并得到更加精确的剂量估计。同时, 核医学新引入了许多放射性核素, 而这些新核素在特定器官的剂量贡献同样需要进行计算。当时他们已经意识到接下来的工作要尝试用现实的方式构建个别的器官, 最后乃至整个人体。随着计算机规格和处理速度的提高, 从 1950 年到 1960 年间涌现了一些新的进展, 第一代程式化体模最终诞生了。

附表 1 总结了 1960 年以来一些最重要和独特的程式化体模。这一代的程式化体模是根据 Fisher 和 Snyder 20 世纪 60 年代在美国橡树岭国家实验室开展的工作发展而来的 (Fisher and Snyder, 1966, 1967)。他们使用 CSG 建模技术, 包括各种各样的几何形体, 如椭圆柱和锥体, 发展出了被称为 Fisher-Snyder 的成人体模。这个成人体模假定人体笔直站立且手臂垂在身体两边。该模型还定义了三个具体的区域: 头颈部、包括手臂的躯干部以及腿部。头颈部用一个 14 cm× 20 cm, 高度为 20 cm 的椭圆柱体来代表；包括手臂的躯干部用一个大一些，尺寸为 20 cm×40 cm，高度为 70 cm 的椭圆柱体来代表；臀以下的腿部使用两个高度为 80 cm 的截断了的椭圆锥体来代表。对剂量测定不重要的区域 (如手、脚、耳朵、鼻子等) 则没有被包含进来。该模型假设组成体模的组织材料在空间上是均匀分布的。这个体模并没有尝试对肺部、骨骼的定义，也没有定义其他器官的具体位置。这个体模定义了大约 120 块次区域，用来指定具体区域内器官吸收剂量的近似值。有些情况下，估算较大器官的吸收剂量需要考虑若干个这种次区域内沉积的剂量。虽然最初的体模是为计算体内沉积的放射性核素而设计的，但 Snyder 表示该类体模也可以应用于很多其他方面。例如，Snyder 使用这个体模研究了外部的 γ 射线点源在人体内的剂量分布 (Snyder，1967)。他研究了四种不同能量的光子源 (0.07 MeV，0.15 MeV，0.5 MeV 和 1.0 MeV) 在距离体模中心 1 m 和 2 m 位置处的情况。

　　Fisher 和 Snyder 还通过假设整个身体组织都是均质的 (例如，忽略了肺和骨骼)(Eckerman et al.，2009)，将成人体模按比例缩小而生成了儿童体模。这一套儿童体模代表了年龄为 0 岁 (婴儿)，1 岁，5 岁，10 岁和 15 岁的体模。这些早期的体模的外部尺寸表示了每一个具体年龄段儿童的平均高度、表面积和体重。由于这些体模跟成人很相似，因此被称为 "相似体模"。当然这种方法也有它的局限性，因为一般而言儿童并不只是一个 "缩小版的成年人"。然而，这些体模已经满足了核医学当时的需要 (Kereiakes et al.，1965)。

　　在 1969 年，Snyder 和他的同事发布了后来被称作 "MIRD-5 体模" 的第一个非均质体模，它的名字来源于采用这个体模的美国核医学学会 (Society of Nuclear Medicine，SNM) 医学内照射剂量 (MIRD) 委员会 (Snyder et al.，1969)。这个体模是由一副骨架、两片肺和剩余部分 (软组织) 组成的。由于这些简单方程式只能对每个器官的位置和几何作一般的描述，所以这个数学体模对内部器官的表示是粗糙的。这个模型最初的建模意图是代表一个健康的 "平均" 成年男子，也就是 ICRP 定义的所谓参考人。参考人的特征来自大量关于欧洲人和北美洲人医学的和其他科学的文献著作的调研 (ICRP，1975)。参考人被定为一个 20 岁到 30 岁之间，体重为 70 kg，身高为 170 cm(后来更改为 174 cm) 的白种人。1978 年，Snyder 等 (1978) 使用了包含 20 多个器官并且具有更多解剖学特征细节的升级版非均质体模，发布了一套详细的专用吸收份额数据。

　　这种在成人体模基础上用一套比例系数来建新的与年龄有关的相似体模的方法有很明显的局限性。20 世纪 70 年代中期，美国橡树岭国家实验室对每一个特定年龄段儿童文献做了仔细的调研，开发出对体模的发展有深远意义的独特儿童体模。这项工作产生了新一代数学程式化体模，这套儿童体模虽然看起来是对成人体模的模仿，但它们其实是经过独立设计的。Hwang 等 (1976) 还设计了三个 "个体体模"，这套体模包含了婴儿、1 岁儿童和 5 岁儿童的模型。Jones 等 (1976) 独立构建了一个 15 岁儿童的体模，Deus 和 Poston (1976) 在上述四个体模完成后设计了一个 10 岁儿童体模。这个 10 岁儿童体模的发展过程与其他四个年龄儿童体模有着显著的解剖学上的不同。这个体模的设计方法代表了下一代更加真实的体模发展道路 (Eckerman et al., 2009)。虽然该体模在设计完成后被用于一些剂量计算，但是因为它的几何太过于复杂，而且在 Poston 离开美国橡树岭国家实验室后 (到乔治亚理工学院)，又有其他的方法不断被开发出来，所以这个体模并没有流行起来。

基于之前的工作，Cristy 在 1980 年的报告以及 1987 年与 Eckerman 合作的 ORNL/TM-8381 报告 (Cristy, 1980; Cristy and Eckerman, 1987) 中介绍了一系列新的程式化体模。这个系列的 "家庭" 模型包含了一个成年男子模型，一个婴儿 (0 岁) 模型，以及年龄分别为 1 岁、5 岁、10 岁和 15 岁的儿童模型 (同时用附加的解剖学特征表示了一个成年女性模型)。如图 2-3 所示，每一个体模都包括三个主要部分：① 一个椭圆柱体，代表躯干和手臂；② 两个截断了的圆锥体，代表腿和脚；③ 一个圆柱体上置一个被半个椭圆体覆盖的椭圆柱体，以此来代表头和颈部。用一个附于腿上部的小平面代表睾丸。女性体模则用两个附于躯干中上部的椭圆锥体来代表乳房 (图 2-3 中未显示)。各体模的手臂都是嵌入躯干部的，并且忽略了那些小的附属器官，如手指、脚、下巴和鼻子。

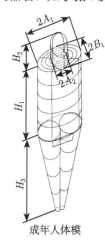

成年人体模

ORNL-DWG. 74-9373

体模尺寸以及剂量区域

年龄	体重 /kg	H_1 /cm	H_2 /cm	H_3 /cm	A_1 /cm	B_1 /cm	A_2 /cm
0 岁	3.148	23	13	16	5.5	5	4.5
1 岁	9.112	33	16	28.8	8	7	6.5
5 岁	18.12	45	20	46	11	7.5	6.5
10 岁	30.57	54	22	64	14	8	6.5
15 岁	53.95	65	23	78	18	9	7
成年人	69.88	70	24	80	20	10	7

图 2-3 成人体模及其尺寸

类似的描述和图示来自一系列由 Snyder 等 (1978), Cristy (1980), Cristy 和 Eckerman (1987) 给出的 ORNL 技术报告中

图 2-4 描述了这套家庭体模的所有外部特征。儿童体模的设计是为了和现有的 Snyder 成人体模形成一个连续发展的体模系列。每一个体模的外表都近似地勾画了人类身体。在成人体模中并没有对真实细节进行建模，因为这些部分被认为对

光子的散射只有很小的影响。基于同样的原因，对内部器官的描述也是在保证器官
尺寸、形状、位置、材料组成以及密度等信息近似正确的前提下进行了简化，这些
简化的描述公式在那个年代较容易在计算机上实现。图 2-5 为 Snyder 等 (1978) 提
出的成人体模在头部和躯干部主要器官的前视图。

ORNL-DWG 79-19955

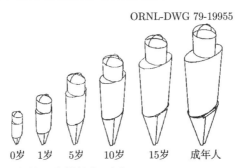

0 岁   1 岁   5 岁   10 岁   15 岁   成年人

图 2-4 分年龄段体模的外观图 (Cristy and Eckerman，1987)

分别代表 0 岁 (婴儿)，1 岁，5 岁，10 岁，15 岁 (成人女性) 和成人体模。当用于成年女性时，15 岁体模拥

有参考成人女性的乳房，图中并未展示出来

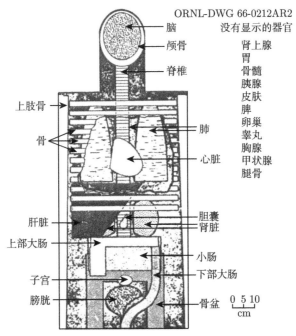

图 2-5 Snyder 等 (1978) 提出的成人体模在头部和躯干部主要器官的前视图

虽然改良了心脏和头部，按照今天的标准，图中所示的几何模型依然非常粗糙，然而这却是代表了那个年代

科学水平的重要工作

2.2.1 孕妇体模

在 1995 年，美国橡树岭国家实验室的 Stabin 和他的同事对这个体模系列中的成年女性体模进行了改进，形成了能够代表处于孕期每 3 个月末的孕妇体模 (Stabin et al.，1995)。这一系列的三个程式化孕妇体模被应用于当时不同的核医学研究中。图 2-6 显示了 Stabin 等 (1995) 开发的孕妇体模系列中怀孕 9 个月女性体模的子宫截面图。

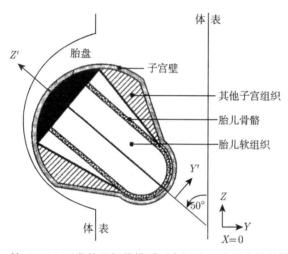

图 2-6　Stabin 等 (1995) 开发的孕妇体模系列中怀孕 9 个月女性体模的子宫截面图

2.2.2 德国性别特异性的 ADAM 和 EVA 体模

在美国橡树岭国家实验室的 Cristy 和 Eckerman 努力改进 MIRD-5 体模的同时，来自德国环境与健康国家研究中心 (Helmholtz Zentrum München，HZM) 的一个团队根据 MIRD-5 无性别体模的解剖描述，研发出了一对具有性别特异性的成人体模，并应用于随后的体外剂量学研究中，这对体模被称为 ADAM 和 EVA 体模 (Kramer et al.，1982)。EVA 体模是基于 ICRP 的参考人器官质量，将 MIRD-5 体模中所有相关的器官体积按照 0.83 的全身质量比压缩而得到的。然后，Kramer 小组将女性器官质量进行了修改来为邻近器官提供空间。最后，将性别特异性器官，如睾丸、卵巢、子宫、乳房等加入体模的合适位置，使之分别成为 ADAM 和 EVA 体模。该模型还通过去除颈部的一部分，引进下巴来创建一个更为真实的甲状腺几何结构。女性的乳房则由附着于 EVA 体模前的两个椭圆体来代表。这与 Cristy 和 Eckerman (Kramer et al.，1982，Cristy and Eckerman，1987) 的研究工作有一些细微的区别，如乳房的大小等。

2.2.3 用于空间辐射剂量学的 CAM 和 CAF 体模

Billings 和 Yucker 在 1973 年为美国国家航空航天局 (NASA) 创立了计算机模拟的解剖学男性 (Computerized Anatomical Man，CAM) 和计算机模拟的解剖学女性 (Computerized Anatomical Female，CAF) 体模。该模型采用了与以往非常不同的积极的建模方法。CAM 和 CAF 体模由 1100 个几何表面和 2450 个立体区域组成 (Billings and Yucker，1973)。据作者所述，这个模型内部的几何体，比如器官、空腔、骨骼和骨髓等都是通过 CSG 建模技术实现的。该小组还开发了一个称为 "CAMERA" 的软件用来分析 CAM 和 CAF 体模。作者称："虽然这个模型最复杂的部分尚在筹备中，但目前开发出的这个极其精细的人体解剖模型，已被用于宇航员暴露在太空环境下的研究。" 另外，据作者介绍，这个模型同样可用于人体暴露在核武器和核能系统环境下的研究，以及医学放射治疗和放射影像相关的辐射研究 (Billings and Yucker，1973)。这个模型表面几何结构的精细程度使人们惊叹这项工作是如何在 20 世纪 70 年代的计算机上做到的。不幸的是，直到在 NASA 工作多年的 Jordan 几年前分享了一些关于该套体模的图像 (CMPWG，2013)，CAM 和 CAF 体模从未被应用于航天事业以外的领域，因而辐射剂量领域的人很难得到这项工作的相关信息。这些体模都有一个非常有意思的独特的外部解剖特征：胳膊与躯干是分离的，这一点与 MIRD-5 以及这一时期其他后续的体模是截然不同的。图 2-7 展示了 CAM 体模的两个图像。

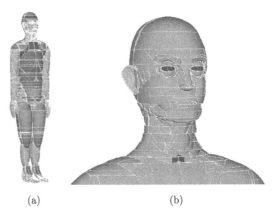

(a)   (b)

图 2-7 CAM 体模的两个图像 (http://cmpwg.ans.org)

(a) 全身图显示胳膊与躯干是分离的；(b) 面部细节特写

2.2.4 美国医用内照射剂量委员会工作

自 Snyder 等在 MIRD-5 修订版手册中发表程式化剂量模型以来 (Snyder et al.，1978)，美国核医学学会医用内照射剂量委员会改善了多个内部器官的数据来支持放射性药物示踪剂和治疗性核医学的发展。医用内照射剂量委员会程式化模型的修订版是以医用内照射剂量委员会宣传小册的形式发布的,这个小册子包括了构建新几何体的方程式、对单能光子和电子的能量吸收份额表、放射性核素的 S 值列表等。1999 年,医用内照射剂量委员会采用了 6 个新的具有年龄特异性的头和脑部模型,包括新生儿、1 岁、5 岁、10 岁、15 岁 (也代表了平均的成年女性) 以及成年男性模型 (Bouchet et al.,1999)。与之前的程式化模型相似,这些头和脑部模型的不同区域是采用简化的几何形状来代表的,各区域的体积来源于已发布的对磁共振图像分析得到的参考质量和形状。随后,医用内照射剂量委员会还采用了一系列年龄相关的程式化肾脏模型,并广泛应用于肾毒性预测的核医学治疗中 (Bouchet et al.,2003)。

2.2.5 用于 SPECT 和 PET 成像的 MCAT 体模

Tsui(现就职于约翰霍普金斯大学) 带领他以前所在的北卡罗来纳大学研究小组还将程式化建模技术应用于医学研究中。该小组发布了 MCAT(Mathematical Cardiac Torso) 体模,它包含主要的胸部结构和器官。该体模被应用于核医学成像研究,特别是 SPECT 和 PET(Pretorius et al.,1997;Tsui et al.,1993;Tsui et al.,1994) 研究。这个团队,特别是 Segars(那时是 Tsui 的博士生) 随后研发了更多的体模。本书的后续部分将会对这些体模进行介绍。

2.2.6 其他的程式化体模工作

附表 1 列出了一些程式化体模相关的其他工作,可以明显看出,在 20 世纪 90 年代初,科研机构不再热衷于程式化体模的建模方法。然而,仍有一些团队应用特定的方法研究程式化体模。有两个团队研发了应用于空间辐射剂量测定的胚胎和胎儿的计算机体模 (Chen,2004) 和能够代表韩国人群的成人体模 (Park et al.,2006)。名古屋工业大学的一个课题组还研发了两个可代表 9 个月的日本婴儿的程式化体模 (Hirata et al.,2008)。大约同一时期,清华大学的研究者也用参考亚洲人和参考中国人 (Qiu et al.,2008) 的解剖数据构建了一个称为 "中国人体数字模型"(CMP) 的体模。韩国釜山的天主教大学还基于标准韩国男性的参考数据建立了一个新的 MIRD 体模 (Kim J H et al.,2010),这个体模后来被用于模拟植入 ^{192}Ir 进行短距离放疗的前列腺癌患者。葡萄牙核技术研究所 (ITN),Portugal 的 Bento 等 (2011) 也研发了一个新的模仿参考男性 BOMAB 体模的数字化体模。这个体模被用来模拟全身计数器 (WBC) 对内源性辐射的探测工作。印度的 Bhaba 原子研究中心还研发了包含四个人体数字模型的系列体模,用来模拟采用 BOMAB 体模对内部放射性核素污染的全身监测 (Bhati et al.,2011) 的校准工作。最近,Gardumi 等通过将 MIRD 类型的数字体模不经过体素化而直接转变成 NURBS 模型来研究由立方体体素对光滑面的阶梯近似而引起的所谓 "体素效应"(Gardumi et al., 2013)。

从第一个程式化体模被报道以来的近 60 年间, 这些解剖上被简化的体模被用作 ICRP"参考人" 方法的实际标准模型。这种方法基于 ICRP(详见 ICRP23 号报告 (ICRP, 1975) 和 ICRP89 号报告 (ICRP, 2002b)) 的 "公众平均" (population average) 的解剖学参数。后来, 程式化体模的应用包括了辐射防护、放射性核素治疗以及医学成像等诸多领域 (ICRU, 1992a)。另外, 国内外工业电离辐射和放射医学领域都已使用由程式化模型计算得到的器官剂量估计值作为指导方针和管理条例的制定依据。

尽管程式化体模的简化几何结构使得蒙特卡罗计算在那个计算机能力还不够强大的时代成为可能, 但最初的研究者们还是发现了这种模型的一些明显的缺点。比如, 人体解剖结构非常复杂, 不能用有限的曲面方程来进行完全真实的建模。在这些模型中, 很多解剖细节需要采取折中手段, 而这有时会导致结果的不准确。比如, 当这些体模应用于需要进行精确剂量测定的核医学中时, 计算所得的平均器官和骨髓剂量与观察到的骨髓毒性不能产生较强的相关性 (Lim et al., 1997)。大多数核医学医生因此趋向于给予低于最佳值的放射量来避免毒性。就 CT 剂量报告来说, 大多数现有的商业软件是基于程式化病人模型, 它们在低能量 X 射线下会造成很大的误差 (Gu et al., 2008b)。类似的程式化模型也被用于获取日本原子弹爆炸幸存者和流行病学研究病人的剂量响应曲线。在评估放疗患者的再生肿瘤风险的工作中, 美国国家癌症研究所 (NCI) 的辐射流行病学部使用程式化体模来研究和计算放射治疗中病人器官的次级辐射剂量 (Stovall et al., 1989)。在 20 世纪 80 年代晚期, 少数研究小组开始探寻一条新的道路来制定真实解剖学的体模。这背后的动机是这种新的解剖学真实体模可以利用计算机建模技术的进步, 更好地评估暴露在辐射环境下的病人和工作人员的风险。

2.3　体素化体模 (20 世纪 80 年代至今)

开发基于解剖学的真实模型一直以来都是需要的, 但在以前的技术条件下很难实现。直到 20 世纪 80 年代初, 强大的计算机处理能力以及断层成像技术的出现使这成为可能。随着医学影像技术如 CT 技术和核磁共振成像 (magnetic resonance imaging, MRI) 技术的出现, 研究人员第一次能够从三维视角看到人体的内部结构并将图像存储为通用的数字格式。这些优势使得体模的发展进入了一个激动人心的多产时代。计算机体模发展进入了所谓的体素化体模或者断层模型阶段。附表 2 中总结了 84 个体模, 它们一般都是通过三类断层图像, 即活体 CT 图像或者 MRI 图像以及尸体的横断面切片照片来构建的。Caon 在 2004 年的综述文章中提到了 21 种体素化体模, Zaidi 和 Xu 在 2007 年的综述中更是提到了 38 种体素化体模。

体素化体模数量的显著增加归功于更加详尽的文献调研，包括了最新的进展以及这些模型在非电离辐射领域的应用。

根据立体几何建模技术，一个立方体体素 (构造实体几何的一个术语) 简单而言就是一个像素的三维表现。然而，相较于放射治疗计划类的医学应用研究而言，开发参考体模的工作面临着一些特有的棘手的挑战：① 为了构建一个完整的体模，理想的图像切片应该覆盖整个身体，这个过程不像常规的医学检查，因为医学检查要求尽可能减少 CT 的 X 射线照射量或者降低 MRI 的检测时间；② 大量的体内器官和组织必须被标识和分割出来用于器官剂量计算，然而，在放射治疗中，通常只会在 CT 图里面包括肿瘤靶区以及相邻组织的轮廓；③ 对于一个全身模型的影像数据，特别当使用高分辨率的影像时，可能会因为数据量过大而导致计算机无法处理；④ 一个标准的患者体模经常要用于研究不同的辐射类型，如光子、电子、中子和质子等，因此需要有相当完全的蒙特卡罗粒子输运的模拟能力。

从其发展过程看来，断层成像模型与程式化体模有着根本性的区别。一个断层图像数据集由许多切片图像组成，每层切片图像都显示了解剖学的二维 (2D) 像素图。单个体素的三维体积由图像切片的厚度乘以单个平面像素的面积大小得到。不像基于二次曲面方程得到的程式化体模，一个完整的体素化体模包含了大量的小立方体，这些小立方体通过分组来表示各种解剖结构。但是，二次曲面方程和立方体体素都属于 CSG 这种几何数据类型。

一个断层成像模型的建立通常涉及四个步骤：① 获得一组覆盖全身的断层图像 (如 CT、MRI 或者解剖学照片)；② 在原始切片图像上识别感兴趣的器官或者组织 (如肺、肝脏、皮肤等)，并用不同的标识号标志每一个像素；③ 指定组织或者器官 (如软组织、骨骼、空气等) 的密度和化学成分；④ 将分割的图像片层组合到一个能够用于三维可视化和蒙特卡罗计算的三维几何体中。图 2-8 以 VIP-Man (Visible Photographic Man) 体模 (Xu et al., 2000) 的构建过程为例阐释了这些步骤。

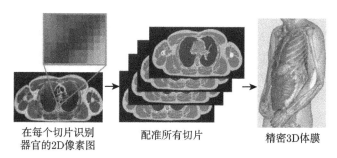

在每个切片识别   配准所有切片   精密3D体膜
器官的2D像素图

图 2-8　利用人类尸体切片图像建立一个可视化体素模型 (VIP-Man) 的步骤

2.3.1　美国范德堡大学的工作

公认最早的基于影像来建立一个用于辐射剂量学计算的体模报道出自 Gibbs——一个来自美国范德堡大学 (Vanderbilt University) 的放射学教授 (Pujol and Gibbs，1982；Gibbs et al.，1984，1987)。在这些开创性的研究中，Gibbs 和她的同事探索了以二维 X 射线图像为基础来构建一个患者解剖学上的真实体模的方法。他们将这些信息用于蒙特卡罗计算中，以此评估患者在牙科放射治疗过程中接收到的剂量。

2.3.2　德国环境与健康国家研究中心的工作

20 世纪 80 年代末，Zankl 和她在德国环境与健康国家研究中心 (National Research Center for Environment and Health，Germany，GSF) 的同事决定利用健康志愿者和患者的三维 CT 图像来开发一个具有 12 个体素模型的体模系列，包括 BABY、CHILD、DONNA、FRANK、HELGA、IRENE、GOLEM、GODWIN、VISIBLE HUMAN、LAURA、KLARA 和 KATJA(Williams et al.，1986；Zankl et al.，1988；Smith et al.，2000；Petoussi-Henss et al.，2002；Zankl et al.，2002；Fill et al.，2004；Zankl et al.，2005；Becker et al.，2007)。首先被开发出来的是成年男性体模，然后是成年女性、儿童和怀孕女性体模。

ICRP 在其 2002 年的年度报告中提到："ICRP 第二分委会的一个重要提议就是用从磁共振断层成像或者计算机断层成像得到的解剖学上的真实体素模型来替换由数字方法表示的 MIRD 体模。"ICRP 第二分委会有一个从事剂量计算的小组 (DOCAL)，直接负责一套体素模型的开发。该小组由那些在内部和外部剂量学领域活跃的研究人员作为成员和顾问。德国环境与健康国家研究中心的 Zankl 团队后来对 GOLEM 和 LAURA 体模进行了重大修改，产生了 ICRP 的成年参考男性和女性体模。图 2-9(ICRP，2009；Schlattl et al.，2007) 中展示的是 ICRP 向公众公布的 REX 和 REGINA 体模。有意思的是，ICRP 从来没有公开认可第一代的程式化体模。

欧洲放射剂量学组 (EURADOS) 的 Zankl 等 (2017) 研究了 ICRP/ICRU 体素参考计算机体模以及辐射传输码的使用。志愿者可以使用 ICRP 体素参考计算机体模完成特定的蒙特卡罗模拟，从而加入本研究工作，并将计算结果报告给 EU-RADOS。这项研究的目的是调查体模是否已经在辐射传输码中得到正确实施，并让参与者有机会对有质量保证的总体解决方案进行自己的计算，并改进其方法。

ICRP 参考体模的开发需考虑以下几个方面的工作：① 个体的 CT 图像集必须接近于参考男性和女性 (身高和体重)；② 图像集是分段的；③ 通过缩放体素使身高和参考值相符合；④ 骨骼质量与参考值相符合；⑤ 通过增减体素使个体器官和参考值相符合。与更为先进的 BREP 几何体不同的是，用体素数据格式构建的模型很难变形, 导致以上工作非常耗时。虽然 ICRP 参考体模填补了基于体模的辐射防护剂量学标准的空白, 但是相比于之后报道的很多体模, 这些早期模型有着相当大的切片厚度 (多达 8 mm)。在这样的体素尺寸下, 小的器官实际上不能被定义, 而且据报道, 皮肤和薄壁器官还会包含一些小孔。为了解决这个问题, 韩国的 Yeom 等 (2013) 最近开发了一个 ICRP 参考男性体模的多面体表面版本, 该体模就是通过将体素转换为多面体表面来实现的。

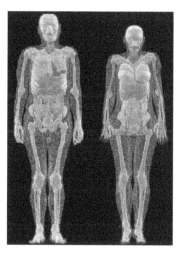

图 2-9　基于 GSF 早期工作的 ICRP 参考成年男性和女性体模 (ICRP, 2009)

2.3.3　美国耶鲁大学的工作

1994 年, Zubal 等 (1994) 在美国耶鲁大学发布了一个由 CT 图像发展而来的头部躯干模型, 名叫 VoxelMan, 该模型最初的版本主要用于核医学影像的优化。改进后的模型由一个人脑的 MRI 扫描数据制成。这些体模通常被称作 "Zubal Phantom", 用户在网上注册后即可免费下载这些模型的原始数据。两个早期的用户后来对原始数据进行了改进, 他们在最初的躯干体模的两个不同位置添加了手臂和腿, 这就是后来报道中为大家所熟知的 MANTISSUE3-6 和 VOXTISS8 体模 (Dawson et al., 1997; Sjögreen et al., 2001)。利用这些公开的数据, 来自巴西的 Kramer 等在 2003 年开发了一个名叫 MAX (Male Adult voXel) 的成年男性体模 (Kramer et al., 2003), 之后又在 2004 年开发了一个名叫 FAX 的成年女性体模 (Kramer et al., 2004)。这两个体模都通过调整参数最终达到了与 ICRP89 号报告中的参考人身高和器官质量一致。为了与最新的 ICRP103 号报告的推荐值兼容, Kramer 等在 2006 年修改了 MAX 和 FAX 的骨骼数据 (致密骨、松质骨、黄骨髓和软骨)。改进后的体模就是大家所熟知的 MAX06 和 FAX06。Kramer 等的这些工作为在辐射防护剂量学方面建立一个与 ICRP89 号报告兼容的体素模型做出了贡献。

2.3.4　英国健康保护署的工作

1996 年，来自英国健康保护署 (Health Protection Agency，HPA) 的 Dimbylow 公布了一个基于磁共振图像的成年男性体模，名为 NORMAN。该模型拥有与 ICRP 参考男性相似的身高。NORMAN 首先被 Dimbylow 用于有限元模拟程序中来确定非电离电磁场中的比能吸收率 (Dimbylow，1997)。1997 年，他的同事 Jones 还用 NORMAN 来评估器官受到外部和内部光子源照射后的吸收剂量 (Jones，1997)。2005 年，Dimbylow 开发了一个成年女性体模 NAOMI，该体模同样来自于 MRI 扫描图像 (Dimbylow，2005a)。这个体模的身高和体重被重新调整到与 ICRP 参考女性的数据一致，即身高为 1.63 m、体重为 60 kg。然而，目前为止 NAOMI 仅被用于非电离辐射计算。2005 年，为了计算外部光子源导致的剂量数据，来自意大利 ENEA-ION Istituto di Radioprotezione 的 Ferrari 和 Gualdrini 发布了 NORMAN 的一个改进版本 NORMAN-05 (Ferrari and Gualdrini，2005)。一年后，Dimbylow 融合 NAOMI 和程式化的胎儿体模 (由来自加拿大的 Chen 开发)，创建了一系列的混合孕妇体模 (Dimbylow，2006)。据报道，调整这两种类型模型的几何信息的过程非常烦琐。

2.3.5　澳大利亚弗林德斯大学的工作

1999 年，来自澳大利亚弗林德斯大学的 Caon 等公布了一个名叫 ADELAIDE 的躯干体模，这个模型构建于一个 14 岁女孩的 CT 图像 (Caon et al.，1999，2000)。这个体模非常有意义，因为它是当时唯一的一组未成年人体素数据。在那个时候，他们的研究为这个患者群体提供了可能是当时最为可靠的 CT 剂量估计值。Caon 后来回顾了他和其他研究人员关于构建体素模型的经验 (Caon，2004)。

2.3.6　美国伦斯勒理工学院的工作

Xu 和他在美国伦斯勒理工学院 (Rensselaer Polytechnic Institute，RPI) 的两个学生在 2000 年公布了他们的 VIP-Man 体素模型。VIP-Man 是首个基于尸体 (来自美国国家医学实验室著名的可视人计划中的一名 39 岁男性) 横截面彩色照片的模型。这些横截面彩色照片的像素分辨率为 0.33 mm× 0.33 mm，每张照片都是通过冰冻切片机铣削 (用刮的方式) 1 mm 厚的冷冻尸体获得的 (Xu et al.，2000)。尽管这些图像被分段产生了超过 1400 个器官和组织的数据用于解剖教学 (Spitzer and Whitlock，1998)，伦斯勒理工学院大约只用了 80 个器官和组织的数据在辐射剂量学研究上。对这些超精细的彩色图像分析使得 RPI 的研究小组能够明确地分割一些体积小但对放射性敏感的组织，包括胃黏膜、皮肤和红骨髓。鉴于其极其微小的体素尺寸，VIP-Man 体模包含了总数超过 37 亿的体素，这是当时已公布的所有体模中体素数目最多的。最终定下来的 VIP-Man 体模代表了一个独特的体重为 103 kg 的个体。作为当时 ICRP 的 DOCAL 小组负责人，来自美国橡树岭国家实验室的 Eckerman 鼓励 RPI 继续这方面的工作，因为 VIP-Man 能够作为一个有趣的 ICRP 参考体模的变种。然而，由于这个模型是从尸体发展起来的，VIP-Man 的肺不含气体，且其体积小于活体的有呼吸运动的肺。图 2-10 显示了程式化的成年人体模和体素化的 VIP-Man 体模在解剖结构细节上的重大差异。本书将在后面的章节中对 VIP-Man 在健康和医学物理学方面的大量研究进行详细讨论。值得一提的是，GSF 开发的 VISIBLE HUMAN 是基于与 VIP-Man 模型的同样图像数据产生的，这些 2~4 mm 分辨率的图像是在尸体冷冻前进行 CT 照相得到的。RPI 研究小组之后公布了一个利用一名妊娠 30 周的孕妇 CT 图像开发出的孕妇体模，并且与程式化体模对比了内照射剂量 (Shi and Xu，2004；Shi et al.，2008)。在开发 VIP-Man 体模的人员中，有一位博士生赵自强做出了很大的贡献，目前在中国台湾长庚大学医学院工作。

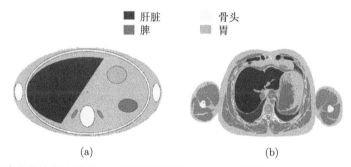

图 2-10 程式化的成年人体模 (a) 和体素化的 VIP-Man 体模 (Xu et al.，2000) (b) 在解剖
结构细节上的重大差异

这些解剖结构差异的存在影响了辐射剂量评估的精度

2.3.7 美国佛罗里达大学的工作

为了满足代表不同年龄儿童体模的需求，美国佛罗里达大学 (University of Florida，UF) 的 Bolch 和同事在 2002 年至 2006 年间开发了一系列儿童体素模型，代表了从婴儿一直到 15 岁的不同儿童群体 (Lee et al.，2005，2006a; Nipper et al.，2002)。这些方法后来扩展到了两组 (A 组和 B 组) 体模。A 组由婴儿、1 岁、5 岁、10 岁和 15 岁的男性以及女性体素模型组成，这些模型的身型、体重和器官质量与 ICRP89 号报告参考值的误差均不超过 1%。通过放大或者缩小 A 组模型，得到以 1 岁为间隔的从婴儿到 15 岁的体模，构成了 B 组体模。UF 系列儿童体模的意图是提供一个体模的参考库来匹配特殊年龄段个体，并以此来获得器官剂量评

估值。

2.3.8　日本原子能研究所的工作

附表 2 中还提到了两个日本团队的工作，自 2001 年以来，他们为独立开发体素模型做出了很多的努力。日本原子能研究所 (Japanese Atomic Energy Research Institute，JAERI) 的 Saito 等 (2001) 开发了一个名叫 Otoko(第一个亚洲人体模) 的成年男性体模和一个名叫 Onago 的成年女性体模。最近，Sato 等研制出了 JM、JM2 和 JF 三种具有更精细切片厚度的体模 (Sato et al.，2007a，2007b；Saito et al.，2008)。受 GSF 早期项目的影响，这些模型在日本主要用于辐射剂量学研究。另一个团队来自日本国家信息和通信技术协会 (National Institute of Information and Communications Technology，NIICT)。该协会的 Nagaoka 等根据 MRI 图像公布了一个名叫 Taro 的成年男性体模和一个名叫 Hanako 的成年女性体模，用于射频电磁场的研究 (Nagaoka et al.，2004)。此后 Nagaoka 等 (2008) 还利用自由变形 (FFD) 技术来改变成年男性体模的外部特征，以此开发出了 3 岁、5 岁和 7 岁的儿童体模。据作者报道，利用 FFD 技术来发展这些体模的外部特征很难，并且其内部器官并未被调整到年龄相关值。Otoko 模型最近被用于一项日本人群的剂量转换系数计算的研究中 (Takahashi et al.，2011)。

2.3.9　韩国汉阳大学的工作

韩国汉阳大学的研究人员根据不同的影像源也开发了几个适于韩国人群的体模，包括 Korean Man (KORMAN)、Korean Typical Man-1 (KTMAN-1)、Korean Typical Man-2 (KTMAN-2)、High-Definition Reference Korean (HDRK) 和 Korean Woman (KORWOMAN)。HDRK 模型是基于一具成年男性尸体的高分辨率截面彩色图像开发而来的 (Choi et al.，2006；Kim et al.，2008)。KTMAN-2 模型已经被 Lee 等 (2011) 用于研究测颅术中选择性准直的影响。韩国原子能研究所的 Kim J S 等 (2010) 还开发了一系列不同体型的体素模型取代固定尺寸的 BOMAB 物理体模，以便更好地测量全身计数器的计数效率。

2.3.10　中国相关单位的工作

Zhang 等 (2009a) 总结了三个由不同中国团队开发的适合中国人群的体素模型：由中国辐射防护研究院利用一具尸体的彩色照片制成的 Chinese Man (CNMAN) 模型 (Zhang et al.，2007a)、由华中科技大学 (Huazhong University of Science and Technology，HUST) 利用另一具尸体的彩色照片制成的 Visible Chinese Human (VCH) 模型 (Zhang et al.，2007b，2008a，2008b) 和由清华大学利用 MRI 图像制成的 Chinese Voxel Phantom (CVP) 模型 (Li et al.，2009；Zeng et al.，2006)。CNMAN 模型的主要开发者 Zhang 于 2007~2008 年在 RPI 做访问学者。中国政府在 2001

年底的 "香山科学会议" 上开启了中国版的可视人计划。通过该计划得到了许多的尸体图像数据库,其中一些切片厚度甚至精细到 0.1 mm。图 2-11 描绘了基于超高分辨率尸体图像的 VCH 模型 (Zhang et al., 2008b)。华中科技大学的团队还公布了一个大鼠模型 (Xie et al., 2010)。最近,Sun 等 (2013) 采用 NURBS 来构建用于太空辐射环境中的剂量计算的 VCH-F Astronaut (VCH-FA) 宇航员模型。这个模型包含了统计得到的中国女性宇航员的身体特征以及 ICRP 参考器官质量等数据。台湾长庚大学的 Tung 等 (2011) 还利用 30 个台湾成年人的 CT 图像开发出一个台湾成年人的参考体素模型。

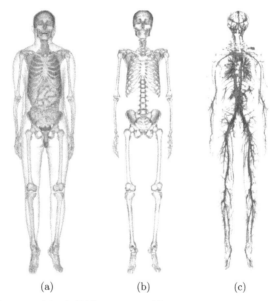

(a)   (b)   (c)

图 2-11   中国人体模——VCH 模型 (Zhang et al., 2008b)

显示了内部器官 (a),全身骨骼 (b),血管系统 (c)

中国科学院核能安全技术研究所的吴宜灿等 (Wu et al., 2018) 开发了一款基于中国女性彩色图谱的全身体素化计算机体模 (Rad-Human),如图 2-12 所示,该体模含有包括血管等在内的 46 种组织。

中国科学院上海应用物理研究所报道了中国女性参考人体素模型的开发的相关工作 (盛尹祥子等,2013;Sheng et al.,2013)。他们利用分割后的中国女性虚拟人数据库建立可视化体模,并进行一系列的参数校正,从而建立了可用于辐射剂量学计算的中国女性参考人体素模型。他们同时利用 MCNPX 蒙特卡罗粒子输运程序对校正前后的模型进行一系列模拟,发现校正后的体模器官剂量当量和有效剂量与 ICRP 参考人的数据大体上能够较好地吻合,同时不同的参考人模型存在一定的差异,导致某些器官剂量当量存在较大差异。

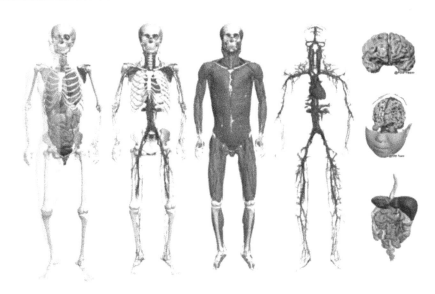

图 2-12　Rad-Human 的三维图 (Wu et al.，2018)

2.3.11　意大利的相关工作

意大利的 Ferrari(2010) 开发了一个用于辐射防护研究，名叫 NUDEL (Numerical Model) 的体素模型。这是一个根据塑料物理模型 AMOS (Anthropomorphic Model for Dosimetric Studies) 的 CT 数据而构建出的计算机体模。目前已经用 MCNPX 程序对模型暴露在几种类型核素下的剂量进行了计算，并与物理模型 AMOS 的实验测量值进行了对比。这些计算结果还与用 NORMAN-05、GOLEM、DONNA、VOXELMAN、REX 和 REGINA 等体素模型计算得到的结果进行了对比。

2009 年在南美洲发生的一次放射性事故促使了个体化体素模型的产生，以此结合数值方法来计算受害者所受到的剂量。辐射防护和核安全研究所的 Courageot 等 (2011) 利用医学图像外部源事故仿真 (SESAME) 工具将 CT 扫描数据直接转换成体素模型。Courageot 等 (2010) 还报告了这个医学图像外部源事故仿真工具能够利用 NURBS 来模拟一个受害者的形态和姿势。

2.3.12　法国国家健康与医学研究院的工作

法国国家健康与医学研究院 (INSERM) 是一个专注于生物医学研究的公共机构。该机构的研究人员设计了一系列虚拟患者全身模型 (WBPM)，并且把它们用到了放射治疗中 (Alzier et al.，2009)。他们使用 CT 数据以及工具软件 IMAgo 和 ISOgray 来构建这些模型。这些模型能够适用于不同的放射治疗部位、不同性别和不同年龄的群体。Alzier 等 (2009) 还开发了一款工具软件来获取病人数据，并通过调整模型的解剖结构来更好地匹配每一个特定个体。

2.3.13 其他研究机构的工作

奥地利理工学院 MATSIM(Matroshka Simulation) 项目的成员们研究了外太空中参考辐射场下辐射效应的数值模拟 (Beck et al., 2011)。他们用蒙特卡罗程序 FLUKA 和物理模型 RANDO 的 CT 图像建立了一个包含两部分 (即躯干和头部) 的体素模型。模拟得到的结果与实验值的偏差在一个标准差范围内。M. D. 安德森癌症中心的 Taddei 等 (2009) 还用 MCNPX 程序开发了一个体素模型,用来评价儿科患者接受质子束全脑全脊髓照射时受到的辐射剂量。一个由伊朗人和日本人组成的团队 (Mofrad et al., 2010) 还开发了一个特定人种的体素化器官,该模型是一个包含统计参数的日本男性肝脏,可以用于核医学和体内剂量学。印度 Bhabha 原子能研究中心的 Patni 等 (2011) 公布了他们利用 ICRP 成年人体素模型而得到的剂量转换系数。2008 年,美国橡树岭国家实验室的 Akkurt 等 (2008) 还公布了他们关于混合体素和程式化几何模型的工作。

2.4 基于边界表示方法的体模 (2000 年至今)

在过去十几年内,基于边界表示 (BREP) 方法的体模迅速发展,这种体模的数量每个月都在不断增长。附表 3 列出了 16 个独立的小组公布的共计 489 个基于边界表示方法的体模。

2.4.1 美国北卡罗来纳大学、约翰霍普金斯大学和杜克大学的工作

Segars 和 Tsui(2009) 在一本书的部分章节中总结了他们的工作。美国北卡罗来纳大学的 Segars 的博士学位论文第一次系统描述了基于 NURBS 技术 (Segars, 2001) 的解剖模型。著名的 NCAT 体模是根据可视人计划的 CT 图像数据发展而来的,该模型的 3D 解剖学特征后来扩展到四维 (4D) 来模拟心脏和呼吸运动。4D NCAT 体模的心跳建模是利用一位病人的 4D 标记 MRI 影像数据开发而来的。相较于该研究小组早期实验中采用到的程式化 MCAT 体模而言,4D NCAT 体模有了很大的改进。4D NCAT 体模是基于更真实的解剖、心脏系统模型以及呼吸运动模型 (Segars and Tsui, 2002) 而得到的。4D NCAT 体模已经在核医学成像研究中获得了广泛应用,特别是用来评估和改善心肌 SPECT 成像。NCAT 体模的设计概念也成为 MOBY 的 4D 数字小鼠体模发展的基础 (Segars et al., 2004; Segars and Tsui, 2007; Segars et al., 2009)。图 2-13 展示了最初的 MIRD 体模以及 Segars 提供的 MCAT、NCAT、XCAT、MOBY 和 ROBY 体模。

图 2-14 显示了最近开发的 4D 扩展心脏躯干体模 (XCAT) 系列。该系列体模是 Segars 开发的下一代 4D NCAT 版本。该 XCAT 系列体模是根据高分辨率的可视化男性和女性解剖数据得来的,其中包括了男性和女性全身解剖结构。除了基本

的解剖结构，在 XCAT 体模中还更新了心脏和呼吸运动模型。该系列包含了基于 XCAT 体模的 47 个体模来代表多个病人的心脏和呼吸运动。Segars 用 XCAT 体模绘制病人的 CT 数据来产生该系列体模，并模拟了 PET、SPECT 和 CT 来证明该体模的可用性。Mishra 等使用修正过的 XCAT 体模评价从单一平面治疗图像产生的 3D 透视图 (Mishra et al., 2013)。之后，Segars 等 (2013) 在这些参考体模的基础上，利用一系列解剖学上可变的 4D XCAT 成年体模，把 XCAT 扩展成含有 35 例男性和 23 例女性的 4D 计算机体模库来进行成像研究。NCAT 和 XCAT 体模也已被其他小组用来模拟计算放射成像 (Tabary et al., 2009；Niu et al., 2010) 和放射治疗 (McGurk et al., 2010) 产生的辐射剂量。其中一个研究小组创建的 XCAT 心脏版本扩展了可使用体模研究的心脏疾病范围 (Veress et al., 2011)。Tward 等 (2011) 在成年人 XCAT 体模基础上又研发了一系列儿童体模，他们通过修改 XCAT 算法，新建立了 24 个男孩模型，每个模型中有 8 个器官。Segars 等在 2017 年将一种新的基于生理学的四腔有限元 (FE) 心脏模型 (在活动心脏项目 (LHP) 中发展起来的) 纳入 XCAT 4D 体模中 (Segars et al., 2017)，如图 2-15 所示。这种新开发的心脏模型能够准确地复制心跳，但是心脏周围的其他器官在心跳周期中仍然是静态的，这是 XCAT 还需要提高的部分。Crookston 和 Frey (2017) 在 2017 年也开发了一个具有详细肝动脉树的复杂肝脏模型，如图 2-16 所示。

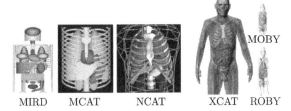

图 2-13　最初的 MIRD 体模以及 Segars 提供的 MCAT、NCAT、XCAT、MOBY 和 ROBY 体模

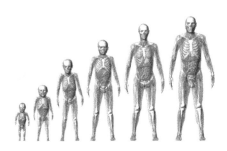

图 2-14　新生儿到 12 岁之间的部分 XCAT 体模 (Segars 提供)

该体模也可以根据特殊病人的信息调整

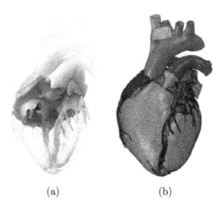

(a)   (b)

图 2-15   用于创建活动心脏模型的几何结构内部视图 (a) 和 SIMULIA 活动心脏模型的外部
视图 (b)(Segars et al.，2017)

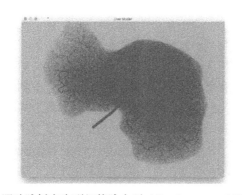

图 2-16   肝动脉树产生到门静脉水平 (Crookston and Frey，2017)

2.4.2   美国伦斯勒理工学院的工作

2005 年，美国伦斯勒理工学院 (RPI) 的徐榭领导的研究小组采用 NCAT 体模的呼吸门控运动数据，利用可视化体模 VIP-Man 模拟呼吸运动 (Xu and Shi，2005)，并利用 4D VIP-Man 胸部模型研究了肺癌患者的外照射治疗计划 (Zhang et al.，2008c)。

2005 年到 2007 年，徐榭等利用 BREP 建模技术发布了一组怀孕 3 个月、6 个月和 9 个月的孕妇体模，分别叫作 RPI-P3、RPI-P6 和 RPI-P9(Xu et al, 2007)。与程式化体模和体素化体模不同的是，这些基于 BREP 的体模更加灵活，这些特性使 BREP 模型能够依据真实情况改变复杂器官的几何大小和形状。图 2-17(a) 展示了 9 个月大胎儿的多边形网格模型。对未怀孕女性的器官做了单独的调整使其与 ICRP89 号报告的数据符合，并根据一些参考信息和解剖专家的意见对该模型进行了变形使其能够植入胎儿。

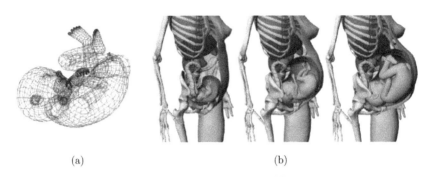

(a)   (b)

图 2-17   RPI-P 孕妇体模

(a) 使用网格形成的 9 个月大胎儿的 BREP 体模；(b) 怀孕 3 个月、6 个月和 9 个月的母亲及其胎儿 (从
左到右)

　　2008 年，伦斯勒理工学院研究小组基于 BREP 中的三角形网格的技术，又发布了一对 RPI 成年男性和成年女性体模，分别叫作 RPI Adult Male 和 Adult Female (Zhang et al.，2009b)。如图 2-18 所示，该对成年体模包含了 70 多个器官、45 根骨头 (包括皮层质骨、松质骨和空腔) 和肌肉，这些参数都经过仔细调整使之与 ICRP89 号报告参考值符合。此外，该研究小组还系统地开发了一些软件算法，根据 126 个三角形网格实现对模型的自动变形和器官重叠的检测 (可以在补充材料中下载 "3DPhantoms.pdf" 使该图能够在三维中交互式可视化)。如图 2-19 所示，在接下来的工作中，RPI 成年男性和成年女性体模都被扩展成不同体重的模型，分别代表 5%、25%、50%、75%、95% 人群体重的百分位数 (Na et al.，2010)。

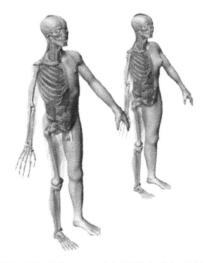

图 2-18   使用三角形网格的技术构建的 RPI 成年男性和成年女性体模 (Zhang et al.，2009b)

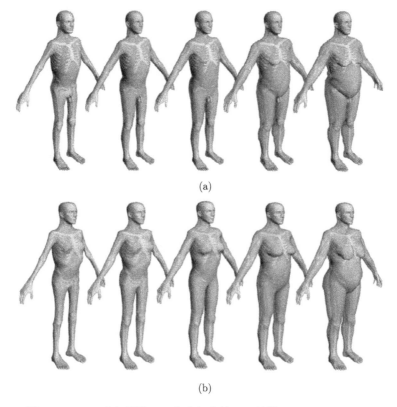

(a)

(b)

图 2-19　RPI 成年男性 (a) 和成年女性 (b) 体模 (Na et al.，2010)

分别是 5%、25%、50%、75%、95%人群体重的百分位数 (从左到右)

根据 RPI 成年女性体模，RPI 小组创建了不同胸围的女性工作者体模，旨在研究这些参数对体内沉积放射性核素的肺部计数所造成的影响 (Hegenbart et al.，2008)。这是第一次将"虚拟校准"的方法应用于对放射性工作人员体内沉积的放射性核素的生物测量中。现用于此目的的物理体模所包含的身体尺寸非常有限。相比而言，用数值方法来计算探测器效率，是一种确定不同身体形状和尺寸的人体内部放射性含量的更方便的方法。

使用相同的 BREP 可变形建模方法，Ding 等 (2012) 修改了 RPI 成年男性和成年女性体模，产生了 10 个体重指数从 26 到 48 的超重和肥胖者的体模，如图 2-20 所示。这些模型包含了 100 多个以三角形网格形式定义的可变形器官。人体中两个主要的脂肪组织形式分别是：① 皮下脂肪组织 (subcutaneous adipose tissue，SAT)；② 环绕着腹部器官的内脏脂肪组织 (visceral adipose tissue，VAT)，如图 2-21 所示。

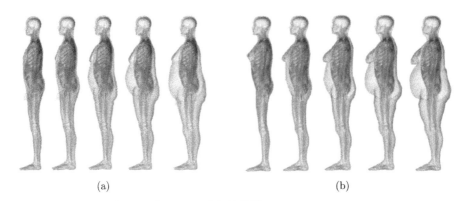

(a)   (b)

图 2-20   超重和肥胖者的体模 (Ding et al.，2012)

(a) 男性；(b) 女性。体模身高相同 (男性 1.76 m，女性 1.63 m)，但体重不同。从左到右的体重类型分别
是：正常体重、超重、肥胖水平 -Ⅰ、肥胖水平 -Ⅱ和病态肥胖

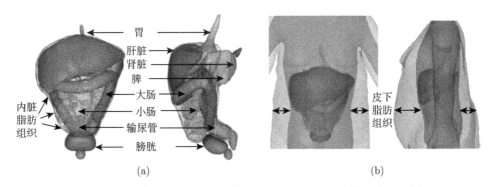

(a)   (b)

图 2-21   通过加入脂肪组织而构建的超重和肥胖者体模方法示意图

(a) 腹部器官 (表面绘制模式) 和围绕在腹部器官的内脏脂肪组织 (线框绘制模式)；(b) 皮下脂肪组织，定
义为身体表面和内部体腔之间的区域

虽然特定姿势的体模比较少见，但其对真实地模拟人在现实环境中如何与辐射发生相互作用是非常重要的。Han 等 (2010) 报道了一对走在被污染地面上行走的体模。Su 等 (2012) 使用同样的方法将这些体模的姿势改成坐姿。这些是最早的关于特定姿势体模的工作，但是这些变形是基于相对简单且不太符合实际的姿势，如图 2-22 所示。

为了改进 RPI 早期发布的特定姿势体模，Vazquez 等 (2014a，2014b) 通过运动捕捉系统对体模姿势进行了调整并研发了两个动态剂量学仿真体模 (CHAD)。他们利用该体模模拟了俄罗斯萨罗夫 1997 年一个临界事故中工作人员的特定姿势 (Vazquez et al.，2014b)，然后又模拟了日本东海村 JCO 工厂临界事故中工作人员的特殊姿势。图 2-23 描述了使用动态捕捉系统创建事故工作人员真实运动的过程。

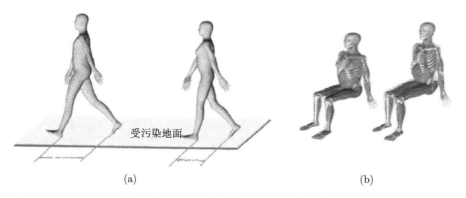

(a)　　　　　　　　　　　　　　　　　　　　　(b)

图 2-22　(a) 在受污染地面上行走的成年男性和成年女性体模，步长分别为 70 cm 和
45 cm；(b) 核医学诊所楼上的坐姿体模 (Su et al.，2012)

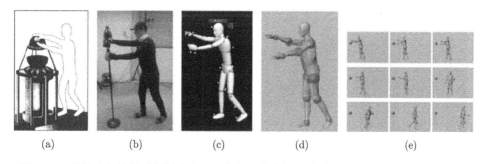

(a)　　　　(b)　　　　(c)　　　　(d)　　　　(e)

图 2-23　使用动态捕捉系统创建事故工作人员真实运动的过程 (Vazquez et al.，2014b)

(a) 一名工人在事故中受到辐照，并在 66 h 后死亡；(b) 通过动作捕捉重新模拟姿势；(c) 按照顺序记录姿
势；(d) CHAD 体模创建了相同序列的姿势；(e) 9 个用于蒙特卡罗计算的姿势

RPI 的毛莉等 (Mao et al.，2019) 为了量化操作人员头部姿势和不同类型的防护眼镜对介入放疗操作人员眼晶状体剂量的影响，将一个可变形的由高分辨率眼睛模型组成 RPI 成年男性计算机体模，使用 MCNP 计算放射科医师的眼睛晶状体剂量。用于模拟的几何信息如图 2-24 所示。放射科医师的体模变形为一组不同的头部姿势，如图 2-25 所示。文中也对三种不同的防护眼镜模型的防护水平进行了研究，三种眼镜模型和戴着不同防护眼镜的体模头部的横截面视图如图 2-26 所示。研究表明，随着头部姿势从向下看到向上看，两个眼晶状体的剂量减少了 80%。运动包覆眼镜比其他两种眼镜模型进一步减少剂量。眼镜的功效与放射科医师的头部姿势有关。当放射科医师抬头时，防护眼镜几乎不对两个眼晶状体提供保护。其他因素，例如面部–眼镜距离和铅当量厚度，对保护眼晶状体的功效有影响。剂量减少因子 (dose reduction factor，DRF)，定义为无保护镜片剂量与有保护镜片剂量的比值。随着面部与眼镜的距离增加，DRF 从 4.25 减少到 1.07。当铅当量厚度从

0.07 mm 增加到 0.35 mm 时，DRF 几乎翻倍。然而，铅当量厚度的进一步增加表明剂量减少几乎没有改善。

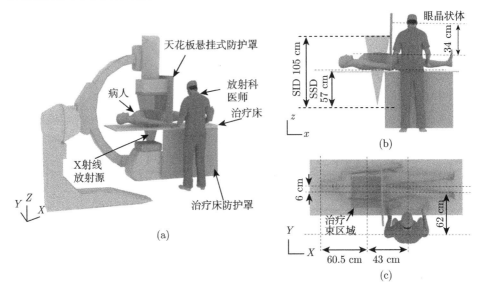

图 2-24　用于模拟的几何信息

(a) 由两个体模组成的介入放疗模型；(b) X 射线源几何形状以及眼晶状体相对于患者上表面的高度的侧视图；(c) 放射科医师和病人相对于束流区域的位置的俯视图。SID 为摄影距离 (source-to-image receptor distance), SSD 为源–皮距 (source-to-surface distance)

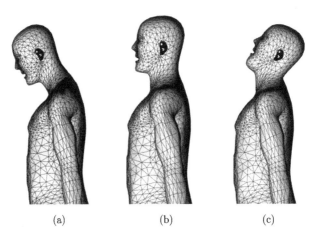

图 2-25　放射科医师不同的头部姿势

(a) 向下看 (−30°)；(b) 向前看 (0°)；(c) 向上看 (30°)

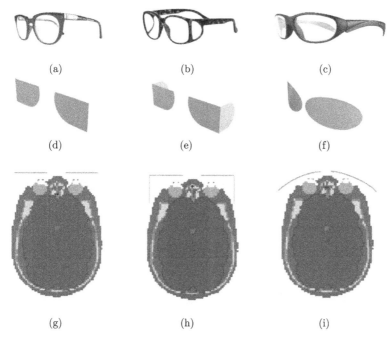

图 2-26　防护眼镜的图像和戴着不同防护眼镜的体模头部的横截面视图

(a) 眼镜模型 1, 经典, 没有侧护板; (b) 眼镜模型 2, 经典, 带侧护板; (c) 眼镜模型 3, 运动包裹;
(d)~(f) 分别为 1, 2 和 3 型眼镜的 CSG 模型; (g)~(i) 分别为具有眼镜模型 1, 2 和 3 的头部的
横截面视图

2.4.3　美国佛罗里达大学的工作

Bolch 所领导的美国佛罗里达大学 (UF) 小组在一系列的论文中报道了他们所研究的 "混合"(Hybrid) 家庭中不同性别和年龄的体模 (Lee et al., 2007, 2008, 2010; Bolch et al., 2010)。他们创建了 BREP 体模系列, 称为 UFH-NURBS 体模, 其创建过程分为以下几个步骤: 首先, 分割特定病人的 CT 图像数据, 产生多边形网格, 通过商业软件将这些网格转变成 NURB 形式; 其次, 从多边形网格中提取一些轮廓线, 并使用 "lofting" 工具软件生成 NURBS 曲面; 然后, 在 NURBS 几何域中调整器官, 使之与 ICRP89 号报告中相关数据匹配; 最后, 将基于 NURBS 的体模体素化, 使之能在蒙特卡罗程序中进行计算。为了将平滑的 NURBS 模型体素化, 在这一过程中又将 NURBS 曲面变回多边形网格。2008 年 9 月, ICRP 宣布将根据 UF 系列的混合体模来建立未来的儿童参考体模。最近, Geyer 等 (2014) 总结了他们的家庭体模, 并应用于 Zurich 工作间的 CT 剂量计算。图 2-27 展示了使用 BREP 方法 (Bolch et al., 2010) 创建的 UF 家庭体模。

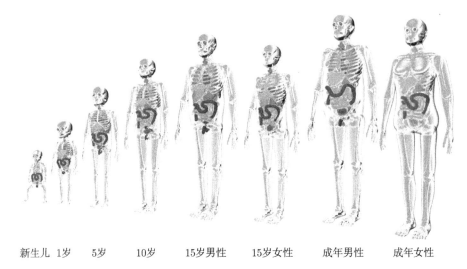

新生儿 1岁 5岁 10岁 15岁男性 15岁女性 成年男性 成年女性

图 2-27 使用 BREP 方法创建的 UF 家庭体模 (Bolch et al., 2010)

2011 年, 佛罗里达大学 (Maynard et al., 2011) 报告了基于胎儿体模的 NURBS 家庭体模。这些体模均基于 10 周到 30 周胎儿标本的 CT 和 MRI 图像, 并做了相关修改以符合参考值。Maynard 等利用建模软件 3D-DOCTOR 分割组织和器官并变成多边形网格。这些模型然后被导入 Rhinoceros 3D 建模软件中, 合并 NURBS 曲面并进行正确定向。

佛罗里达大学的工作和发表的文献对骨髓剂量学领域的贡献很大。为了进行辐射防护, 可以计算光子或者中子在骨架松质区的通量, 并使用光子或者中子的响应函数来计算活性骨髓和骨内膜的剂量 (Eckerman, 1985)。随着佛罗里达大学真实解剖模型的发展, Johnson 等 (2011) 报道了使用 3 因子方法代替剂量响应函数的方法来计算光子在骨骼中的剂量。Bahadori 等 (2011a) 也将该方法用于中子计算。

佛罗里达大学的体模自发布以来一直被广泛地使用。在 Johnson 等 (2009) 的研究中曾使用佛罗里达大学混合男性体模计算患者尺寸对剂量转换系数的影响。基于佛罗里达大学的新生儿体模和先前研发的骨架组织体模 (Pafundi et al., 2009), UF 的 Pafundi 等 (2010) 发布了关于婴儿的电子剂量模型。Hough 等 (2011) 根据 ICRP 参考男性体模的电子剂量研发了一个骨骼模型。该模型将尸体的 CT 扫描数据导入 Rhinoceros 3D 软件, 对混合男性参考体模进行了修改, 使其包括已分割的骨骼组织。Dimbylow 等 (2010) 使用基于体素化体模的佛罗里达大学新生儿 NURBS 体模计算了暴露在 20 MHz 到 6 GHz 电磁场中的比吸收率 (specific absorption ratio, SAR)。佛罗里达大学的 Bahadori 等 (2011b) 发布了一项关于航天员空间辐射剂量评估的研究。他们对混合家庭体模进行调整, 根据身高和体重百分位数为 5%、50% 和 95% 的 40 岁美国男性和 40 岁日本女性体模建立了航天员体模。最近，Zaidi 领导的小组使用佛罗里达大学体模计算了一些核医学剂量 (Xie et al.，2013；Xie and Zaidi，2014)。

2.4.4 美国范德堡大学的工作

Stabin 领导的美国范德堡大学小组与杜克大学的 Segars 进行合作，通过调整基于 NURBS 的 NCAT 成年男性和成年女性体模，发布了包括成年人和儿童的家庭体模。该系列模型使用了 ICRP89 号报告中人体和器官参考值来调整 NURBS 曲面，该方法有以下几个优点：① 相比于采用体素方式和手动分割患者图像数据组，基于 NURBS 发展体模的方法更为迅速；② 体模内部有更好的一致性水平；③ 体模从头部到脚趾是完备的，因此可避免一些医学影像中缺少器官的问题。RPI、UF 和杜克大学小组研发的 BREP 体模都是美国国家癌症研究所和其他一些组织资助的虚拟病人项目的一部分。

2.4.5 巴西伯南布哥州联邦大学的工作

巴西伯南布哥州联邦大学 (Federal University of Pernambuco, UFPE) 的 Kramer 领导的研究小组一直在积极开发 BREP 体模。Cassola 等 (2010) 报道了两个基于多边形网格面的体模，即成年男性体模 (Male Adult Mesh，MASH) 和成年女性体模 (Female Adult Mesh, FASH)。创建该体模使用的软件包括 Blender、ImageJ、Binvox 和 MakeHuman。他们发展的体模基于解剖学模型和图集，由此证明了全身 CT 扫描在体模设计中并不是必需的。该套体模依据 ICRP89 号报告中推荐的成年男性和女性参考标准进行器官质量的设计。Cassola 将 FASH 与 RPI-AF、MASH 与 RPI-AM 进行了对比，并指出它们在解剖学上的显著差异。UFPE 小组 (Kramer et al.，2010) 用 FASH 和 MASH 体模做了一系列计算，发现计算结果与用 RPI-AM、RPI-AF 网格模型计算的数据差异非常大。Cassola 等 (2011) 一直致力于 FASH 和 MASH 体模的研究，并在 2011 年公布了 18 个体模。这些体模基于白人不同性别不同身高和体重百分位数参考数据进行了调整，这些百分位数包括 10%、50% 和 90%。所用的参考数据来源于 PeopleSize 软件包，该软件包包含了来自北美洲、亚洲、澳大利亚和欧洲的超过 100 个出版物的数据。2011 年，该小组使用与创建 FASH 和 MASH 体模相同的方法，建立了 5 岁和 10 岁的儿童体模 (Lima et al.，2011)。这两个多边形网格模型是采用建模程序 BLENDER 和 MAKEHUMAN 创建的，并在 DIP(Digital Imaging Processing) 程序和 QtVoxel 中进行编辑。该模型使用了 ICRP 中 5 岁和 10 岁儿童的参考数据。图 2-28 显示了总人群体重和身高的百分位数分别为 10%、50% 和 90% 的 MASH 体模 (Cassola et al.，2011)。

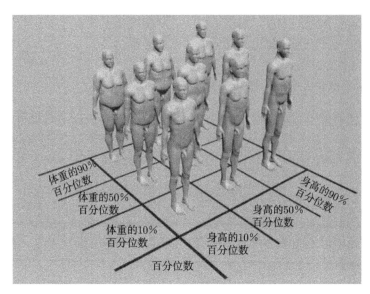

图 2-28　总人群体重和身高的百分位数分别为 10%、50%和 90%的 MASH 体模 (Cassola et al.，2011)

2.4.6　法国辐射防护与核安全研究院的工作

法国辐射防护与核安全研究院 (IRSN) 的小组利用 Rhinoceros 3D 建模软件研发了一系列的女性躯干体模。该小组基于 ICRP 成年女性参考计算机体模的数据，采用网格面和 NURBS 方法建造了胸部体模，并在这些工作的基础上，创建了一系列 (34 个) 不同腰围、胸围、胸部组织和内部器官体积的体模。该小组利用这个体模和工人活肺监测数据，研究了计数效率曲线的形态学相关性。为了模拟活体测量，该小组于 2011 年发布了一个与 Livermore 的物理模型等效的男性胸部计算机体模 (Farah et al.，2011)。这个体模是基于网格和 NURBS 建立的，并利用 CT 和 MRI 扫描得到的数据来勾画器官。随后这些数据被导入 Rhinoceros 3D 软件中并组建成两个体模。利用这两个体模模拟得到的数据与体素化体模得到的数据相当。这两个体模将会是未来研究中体模数据库的基础。2011 年，IRSN 的一个独立项目发布了 25 个男性全身体模 (Broggio et al.，2011)。这些体模数据来自 CAESAR 数据库，该数据库是一个根据男性和女性的全身光学成像建立的 3D 表面体模集合。一共有 22 个白人男性光学模型作为这些体模的基础。根据 ICRP 参考数据构建这些体模的器官，并将其融入光学模型中。据统计，这些体模一共有 109 个分离的器官，并包含了不同体质、不同器官质量和不同器官体积范围。图 2-29 中的 IRSN 的男性体模就是根据 CAESAR 数据库建立的不同体质的男性体模。随后，Moignier 等 (2013) 报道了采用混合计算机体模来研究胸部放射治疗后引起的心脏剂量。

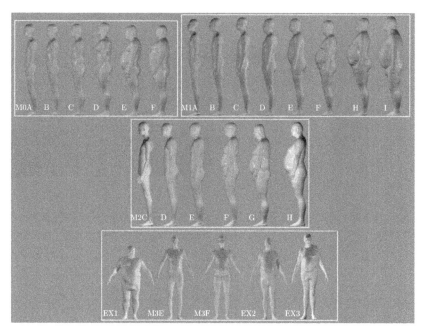

图 2-29 根据 CAESAR 数据库建立的不同体质的男性体模 (Broggio et al.，2011)

2.4.7 比利时鲁汶大学的工作

比利时鲁汶大学的 Pasquale A. Lombardo 团队 (Lombardo et al.，2018) 开发了一个可变形的多变网络体模 (RAF)，如图 2-30 所示，基于商用解剖图册和 ICRP89 号报告等信息，利用 3D-MAX 等软件手动构建了 2900 余个组织以及遍布头、胸部、四肢、肺等部位总重 1.24 kg 的血管。与 ICRP 出版物 110 体模相比，用于蒙特卡罗模拟体素化的 RAF 体模的肋骨皮质层完全覆盖海绵状骨，如图 2-31 所示。

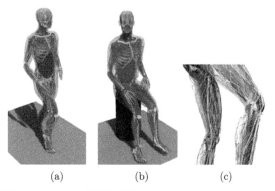

(a)　　　　　　(b)　　　　　　(c)

图 2-30 RAF 体模示意图 (Lombardo et al.，2018)

(a) 步行；(b) 坐姿；(c) 膝盖弯曲

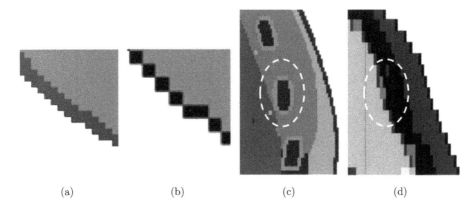

(a)   (b)   (c)   (d)

图 2-31   (a) 体素化 RAF 体模的胸部皮肤；(b) ICRP 出版物 110 体模的胸部皮肤；(c) 体素
化 RAF 体模的胸部侧面图；(d) ICRP 出版物 110 体模的胸部侧面图 (Lombardo et al.,
2018)

(c)、(d) 中的第 4 节肋骨被圈出

2.4.8   中国科学技术大学的工作

近年来，在标准美国参考体模 RPI-AM 与 RPI-AF 的基础上，借助现代计算机
辅助设计软件和其他编程手段，中国科学技术大学 (USTC) 的皮一飞等 (Pi et al.
2017) 成功构造出了具有中国人群特征的可以代表不同年龄段的男女体模。该套体
模采用对原始参照模型分区域缩放的方式来进行体格调整，并利用非均匀缩放的
方式改变原始模型的器官或组织，借助计算机辅助设计软件对模型进行微调等方
法完成所有变形步骤。该工作证明了三角面网格表示方法的变形灵活性。图 2-32 展
示了新开发的这组体模按照年龄与性别分别命名为 USTC-AM，USTC-AF，USTC-
15M，USTC-15F，USTC-10M，USTC-10F，USTC-5M，USTC-5F。USTC 系列中国
人体模包含超过 110 种器官或组织。这些器官或组织的质量与《辐射防护用参考
人》国家标准和 IAEA 给出的参考值之间的误差均小于 0.5%。该系列中国人体模
的身高与体重参数和《辐射防护用参考人》国家标准提供的数值吻合。为便于进行
蒙特卡罗计算，所有的模型均经过体素化处理步骤，转换成第二代体素化体模，单
个体素的分辨率被设置为 2 mm× 2 mm× 2 mm 以平衡模型精度需求和计算机性
能限制。由于该套体模完全基于三角面网格的表示方法，赋予了 USTC 系列体模
较强的变形调整能力，可以在将来将研究工作扩展到模拟呼吸、行走、站姿等对器
官剂量的影响。该小组利用蒙特卡罗程序对比了 USTC 系列体模和 RPI 系列体模
剂量转换系数的差异。研究结果显示，低能光子照射下，两种系列体模的剂量转换
系数存在差异，造成这种差异的原因主要是器官质量和模型体格参数的不同。研究
还发现，相同照射条件下，儿童对射线更加敏感并将遭受更多剂量的照射，这会造

成随机性效应概率的提高。该系列体模可以应用在 CT 辐射剂量、介入影像学中医生和患者的安全、重离子放疗中次级粒子对患者的影响、放射治疗模拟等方面。

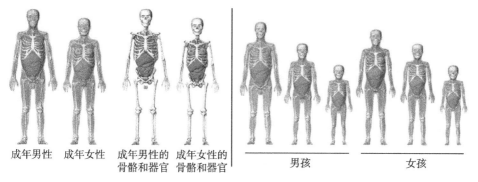

成年男性　　成年女性　　成年男性的　　成年女性的　　　　　男孩　　　　　　女孩
　　　　　　　　　　　　骨骼和器官　　骨骼和器官

图 2-32　新开发的这组体模按照年龄与性别分别命名为 USTC-AM, USTC-AF, USTC-15M, USTC-15F, USTC-10M, USTC-10F, USTC-5M, USTC-5F

2.4.9　清华大学的工作

邱睿利用中国的参考成人、儿童体模和 GEANT4，计算了做过 CT 扫描和 X 射线成像的患者的器官和有效剂量转换系数。图 2-33 是 CRAM 和 CRAF 体素化体模和儿童网格体模 (Lu et al.，2017a)。

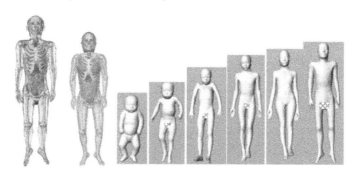

图 2-33　CRAM 和 CRAF 体素化体模和儿童网格体模 (Lu et al.，2017a)

图 2-34 是朱红玉等 (Zhu et al.，2017) 在 2017 年使用算法开发的一个具有详细呼吸道的肺部模型，但是她的研究没有包括呼吸运动。她用 FLUENT 软件模拟了呼吸道中氡颗粒的分布作为蒙特卡罗模拟的放射源分布。由于 α 粒子在人体中穿透的射程很短，FLUENT 计算出的氡颗粒分布实际上可以近似表示剂量分布。当只想得到一个低精度的结果时，没有使用 GEANT4 模拟的必要，实际上剂量分布和粒子的分布是非常相似的。

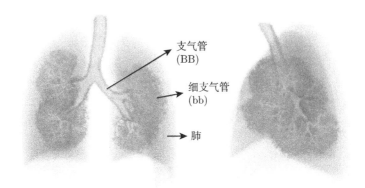

图 2-34 第 16 代支气管树的呼吸道肺部模型 (Zhu et al.，2017)

2017 年，李君利提出多尺度剂量学研究的概念，旨在涵盖宏观、微观和纳米级别的剂量计算 (Li，2017)。他们使用 PARTRAC 代码 (Friedland et al.，2011) 研究 DNA 修复过程。GEANT4-DNA 模块最初是受 PARTRAC 启发的。

2017 年，清华大学的路伟等 (Lu et al.，2017b) 基于中国参考人成年男性体模，并根据 2014 年南京放射性核事故暴露在放射源 ^{192}Ir 辐射中的工人身体信息建立了坐姿和站姿两种个性化体模，如图 2-35 所示。该模型用来评估该事故中受辐射

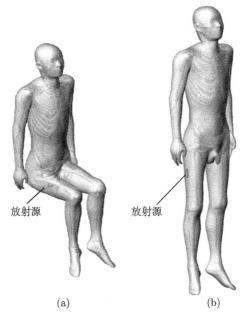

图 2-35 事故工人的坐姿 (a) 和站姿 (b) 的多边形表面体模 (Lu et al.，2017b)

工人的全身光子通量和器官的吸收剂量,并与临床症状相符合。该研究表明,利用计算机人体模型重建身体物理剂量分布可以为临床治疗放射事故中病人局部剂量估计提供更详细的信息,并可以提醒医务人员在接下来的几周和几个月内有可能出现高风险的器官。

2.4.10 中国科学院核能安全技术研究所的工作

中国科学院核能安全技术研究所的程梦云等 (程梦云等,2015) 利用 FDS (Fisson/Fusion Design Study) 团队构建的中国辐射虚拟人 Rad-Human 以及蒙特卡罗程序,模拟了不同照射条件下单能中子在中国参考人体内的输运,并报道了一系列器官的中子剂量转换系数。模拟结果与 ICRP74 号报告以及 ICRP116 号报告推荐值存在较大差异,这一结果对于分析中国参考人与 ICRP 参考人中子剂量转换系数的差异具有一定的参考价值。

2.5 非电离辐射的应用

虽然体模在非电离辐射中的应用并非本书的重点,但在附表 2 中也列出了体素化体模在非电离辐射方面的应用。尽管非电离辐射应用中的体模设计手段和方法与其在电离辐射的应用中很相似,但是 Caon (2004) 和 Zaidi 以及 Xu 等 (2007) 以前的综述文章中都忽视了其中的大部分工作。实际上,一些体模一直应用于电离和非电离辐射研究领域,比如 NORMAN 体模。从附表 2 可以清楚地看出,体素化体模已被应用在非电离辐射方面的研究中,包括布鲁克斯空军基地根据 VHP (Visible Human Project) 彩色照片设计的可视化人 (Mason et al.,2000;Wang et al.,2004)、意大利的一个小组根据 MRI 图像设计的 DAM 成年男性体模 (Mazzurana et al.,2003)、奥地利格茨技术大学 (Graz University of Technology,TUG) 根据混合的 CT(最初由 RPI 获得) 和 MRI 图像设计的 SILVY 30 周的孕妇体模 (Cech et al.,2007, 2008)、德国卡尔斯鲁厄大学 (University of Karlsruhe,KIT) 根据 VHP 彩色照片设计的 MEET Man 以及犹他大学 (University of Utah) 根据 MRI 图像设计的解剖学基础体模 (Tinniswood et al.,1998)。

Findlay 和 Dimbylow (2009) 报道了采用 NORMAN 体模计算暴露于电磁场中的 SAR 的研究。Findlay 和 Dimbylow(2010) 继续 SAR 的测量工作,并研究了 Wi-Fi 辐射下儿童的 SAR 值。为了符合 ICRP 中 10 岁儿童的参考值,他们重新调整了 NORMAN 体模的坐姿,并使用有限差分方法模拟了 Wi-Fi 设备运行在 2.4 GHz 和 5 GHz 条件下产生的电磁场的影响。

Uusitupa 等 (2010) 测量了包括 NORMAN、日本的 MALE/FEMALE、VHP Male 和 VF 系列的 15 个体素化体模在 300~5000 MHz 的电磁波中的 SAR 值。这

些仿真工作都是在芬兰赫尔辛基理工大学的高性能超级计算机集群上使用 FDTD 程序完成的。该研究模拟了不同姿势、不同体模以及不同发射方向的电磁场造成的影响。

2.5.1　瑞士社会信息技术研究基金会的工作

瑞士社会信息技术研究基金会 (Foundation for Research on Information Technologies in Society，IT'IS) 的 Christ 等 (2010) 和 Gosselin 等 (2014) 发布了一系列基于 BREP 的虚拟家庭模型，该模型是由社会信息技术研究基金会开发的用于暴露于电磁场环境下的体模。如图 2-36 所示，该虚拟家庭成员包括 34 岁的成年男性、26 岁的成年女性、11 岁的女孩和 6 岁的男孩 (Christ et al.，2010)。该工作使用 ISEG 软件对志愿者的 MRI 图像进行分析，并将图像分割成 80 个不同的组织和器官。组织和器官之间的边界用 Amira 工具软件进行重建。虚拟家庭模型只是社会信息技术研究基金会虚拟人项目的一部分。虚拟人项目利用与创建虚拟家庭同样的方法研发了 6 个额外的解剖模型 (Gosselin et al.，2014)，包括虚拟课堂、一个包含 4 个儿童体模的体模系列以及另外两个独立研发的体模 (分别为 37 岁的男性肥胖者和 84 岁的老人)。Kuster 在 2017 年第六届计算机体模大会上报告了他们开发的一种算法，其能实现基于网格的计算模型的变形，但是他并没有阐述太多的细节 (Kuster 2017)。

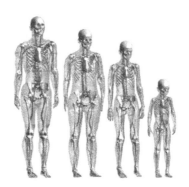

图 2-36　虚拟家庭模型：Duke、Ella、Billie 和 Thelonious (从左到右) (Christ et al.，2010)

2.5.2　美国休斯敦大学及其合作者的工作

美国休斯敦大学的 Chen 领导的小组和美国食品药品管理局 (Food Drug Administration，FDA) 的 Kaine 合作研发的 9 个不同孕期的孕妇体模，用于研究各种电子设备发射的无线电波对其造成的影响。这些体模包含的器官有限，仅含有躯干、胎盘、胚胎液、膀胱、骨头、胎儿和子宫。他们利用特殊病人的 MRI 图像和 CAD 软件指定这些器官的形状。

研究人员认为目前心脏模型的临床信息尚不充足。为了更精确的剂量计算，FDA 的器械装置和辐射健康中心 (Center for Devices and Radiological Health, CDRH) 的 Gu 等 (2011) 研发了一系列高分辨率的心脏模型。研究人员发展了一种近乎自动的算法，利用该算法研发了新的心脏模型，并将其插入基于网格的虚拟家庭体模中用于模拟研究。法国的 Aubert 等 (2013) 还通过插入一个精细的心脏模型创建了一个新的混合计算机体模 (hybrid computational phantom，HCP)。精细心脏模型的引入解决了需要从病人 CT 图像来识别冠状动脉的问题。

每一套成像系统都需要在获得 FDA 许可证之前进行测试。但是临床试验的那些临床任务很乏味，并且会产生大量的财务费用。FDA 的监管评估的虚拟影像临床试验 (virtual imaging clinical trials for regulatory evaluation，VICTRE) 项目，研究使用虚拟成像链进行新型成像技术的性能评估。目前，仅有少于 10% 的 FDA 测试使用的是虚拟临床试验 (virtual clinical trial, VCT)。FDA 计划将来将这个数据提高到 30%。对于这一应用，开发一套能代表广泛群体的计算机体模很有必要。

FDA 的 Graff 和杜克大学的 Lo 等 (Lo et al., 2017) 的研究关注虚拟临床试验。如图 2-37 所示，他们采用了一些算法对具有不同腺体密度的乳腺结构进行了器官模型生成，同时能够在乳腺器官模型里面植入任意位置和形状的损伤病变。FDA 的虚拟临床试验项目 VICTRE 是一项旨在证明计算机模型在成像产品的监管评估中发挥着越来越重要作用的研究项目。更多 VICTRE 信息请查询：https://www.fda.gov/medical-devices/cdrh-research-programs/victre-virtual-imaging-clinical-trials-regulatory-evaluation。

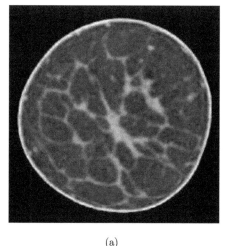 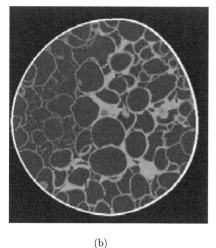

(a)　　　　　　　　　　　　　(b)

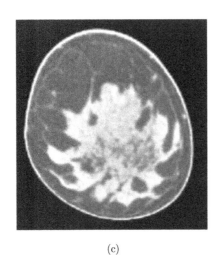
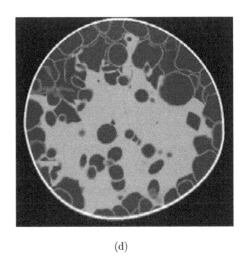

(c)   (d)

图 2-37 低腺体密度乳腺结构 CT 图像 (a)，低腺体密度乳腺结构模型剖面 (b)，以及相应
CT 图像与高腺体密度乳腺结构模型剖面 (c)、(d) (Lo et al.，2017)

仿真乳房 X 射线检查和数字乳房断层扫描 (DBT) 成像技术是使用有限元素
算法生成的。这种成像可以作为虚拟临床试验来替代 FDA 的临床试验评估。

FDA 的 Badal(Badal and Badano，2017) 是最早实现 GPU 加速蒙特卡罗方
法进行 X 射线成像模拟的科学家之一，他设计了一种节省内存的方法来存储大体
素体模。体模被压缩并存储在二叉树数据结构中。该方法可将内存使用量降低至
1/10~1/200，但总体计算时间可能会加倍。Badal 博士的 GPU 代码是开源的，称
为 MC-GPU。该代码暂时还没有更新。图 2-38 是虚拟家庭的两个体模的二叉树表
示实例。实施这种二叉树方法的代码可能在几个月内可用。

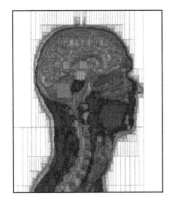
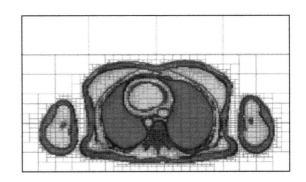

图 2-38 虚拟家庭的两个体模的二叉树表示实例 (Badal and Badano，2017)
最初以 1 mm 分辨率进行体素化。可以使用比单个体素大得多的矩形树节点来描述均匀区域

2.5.3 美国宾夕法尼亚大学的工作

另外，美国宾夕法尼亚大学的 Maidment 等也开发了一个 GPU 加速软件 OPENVCT 来形成随机的器官病变阴影，这些阴影被用来表示广泛的病人症状。OPENVCT 项目 (Barufaldi et al.，2018) 呼吁潜在的竞争对手在这个阶段相互协作。目前该项目正在提出关于虚拟临床试验的存储、通信和执行的规范，包括 CUDA、OpenCL 和 CG 在内的多个 GPU 编程语言。

2.5.4 韩国汉阳大学的工作

目前的混合体模必须是体素化的，这样才能在蒙特卡罗程序中进行剂量计算。体素化的 BREP 体模又会重新引入体素模型的局限性。韩国汉阳大学的研究人员采用 3D-DOCTOP 将体素模型 VKH-Man 转变成多面体模，并直接把该体模植入 GEANT4 代码中，避免了体素化体模带来的局限 (Kim et al.，2011)。该小组将这种新体模 PSRK-Man(Polygon Surface Reference Korean Man) 的计算速度和精确度与同样基于 VKH-Man 建立的 HDRK-Man 进行了对比。PSRK-Man 体模虽然克服了体素模型的局限性，然而其计算速度却是相应的 HDRK-Man 的 1/150~1/70。该小组开发了一种在 GEANT4 中直接计算多边形网格的方法，使计算速度得到了显著提高 (Han et al.，2013)。Kim 教授是 ICRP DOCAL 分会成员，他在 ICRP 的 103 任务组的主要研究任务之一是将现有的 ICRP 体素模型计算转换为网格模型，特别是四面体网格 (Kim et al.，2018)，如图 2-39 所示。图 2-40 展示了形变后的五种非站立姿势 (行走、坐姿、弯腰、跪姿和下蹲) 以及站立姿势成年男性和成年女性网格参考计算机体模 (Mesh-type Reference Computational Phantom，MRCP)。所有变形的 MRCP 的器官/组织块等同于原始 MRCP 的器官/组织块，即 ICRP 参考值 (ICRP，2002b)；因此，形变后的 MRCP 也代表参考成年男性和女性 (ICRP，2002a)。他们设法直接使用没有体素化的网格模型来进行蒙特卡罗模拟，并且观察到体素和网格模型之间的剂量结果对于带电粒子可能有很大差异 (Kim，2017)。他们还开发了一种基于 "尽可能刚性"(ARAP) 形状变形的方法来改变网格模型姿态的算法 (Yeom et al.，2017)。值得注意的是，Brown 博士还参与开发一种将体素转换为四面体网格模型的算法 (Brown et al.，2017)。他们使用软件 Tetgen 来实现将多边形转换为四面体网格。

有趣的是，关于使用 "blender" 软件来更改手的姿势，用 "geomagic" 软件改变身体的姿势 (仍然需要通过大量的手工工作来找出重叠)，并用 Rhinoceros 3D 建模软件构建 CT 模型。美国得克萨斯大学奥斯汀分校的 Massey 等 (2017) 开发并比较了两种模型：体素模型 AustinWoman 和表面模型 VHP-Female。图 2-41 显示了两种模型计算吸收平均总能量的对比结果。

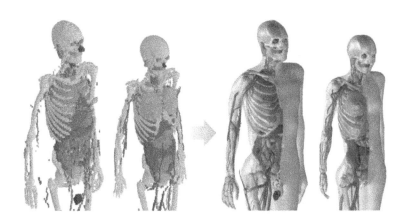

图 2-39   体素型 ICRP 出版物 110 参考体模 (ICRP, 2009)(左), 以及 MRCP(右)(Kim et al., 2018)

注意, MRCP 以多边形网格格式构造, 但是当在蒙特卡罗代码中使用时, 它们变为四面体网格格式以便提高计算速度

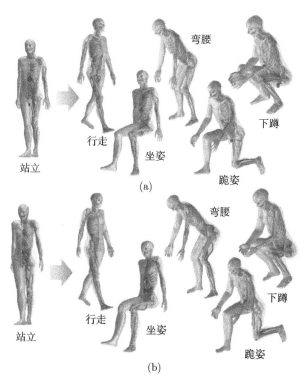

图 2-40   不同姿势的成年男性 (a) 和成年女性 (b) MRCP (Kim et al., 2018)

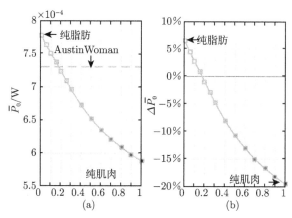

图 2-41 VHP-Female 模型的吸收平均总能量 (a) 和它与 AustinWoman 的计算结果的相对距离 (b)(Massey et al.，2017)

2.5.5 伊朗马什哈德的公立大学的工作

伊朗马什哈德的公立大学的 Hoseinian-Azghadi 等 (2014) 在 2014 年基于一套怀孕 9 个月孕妇的盆腔 MRI 图像和 ICRP 的体素化体模建立了包含 20 种器官的胎儿的 9 个月孕期的混合孕妇体模。孕妇的小肠、盆腔以及胎儿的内部器官是根据 MRI 图像建立多边形网格模型，但其他器官转化成了 NURBS 表面。2016 年，他们用同样的方式以及几套遗弃胎儿的 CT 图像开发建立了怀孕 3 个月、6 个月、9 个月的混合孕妇体模 (Motavalli et al.，2016)，如图 2-42 所示，其中胎儿含有 21 种不同的器官或组织，以及不同年龄段的软骨和骨化骨骼。这些体模被用于放射性药物诊断过程中剂量的评估 (Motavalli et al.，2018a, b)。

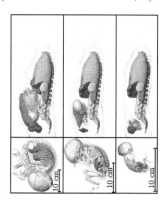

图 2-42 代表怀孕 3 个月、6 个月、9 个月的孕妇体模以及放大的胎儿体模 (Motavalli et al.，2016)

第3章 物理体模

　　物理体模是由受照性能相当于人体组织的固体材料制成的。人体主要由水构成，因此水或塑料体模被广泛用于基于人体的辐射探测器和治疗设备的测量。这类设计简单的体模对于常规实验室和医院的标准化测量非常有用。对于这种均匀材质的体模，其另外一个用途是通过测量射线发生器的输出功率进行蒙特卡罗模拟结果的校准计算。相比之下，拟人化的体模更加逼真，更能表现出人体的解剖学复杂性。它们通常由几种塑造器官或骨头形状的组织等效材料组成，代表身体的一部分或全部。为了便于放置小型的剂量计，用于剂量测量的拟人化物理体模在感兴趣的器官相应的位置留有安放空间。

　　设计物理体模是为了研究图像质量和辐射剂量，目前已经研发了多种物理体模用于成像和辐射剂量的研究，主要应用在对放射设备的质量控制上。由于这些应用不需要人体的特殊解剖特征，所以没有把解剖结构融入体模中。但在其他情况下，人体解剖结构的详细信息就会变得尤为重要，比如在图像质量研究中就需要尽可能精确地显示人体解剖结构的图像。解剖物理体模也在很多需要准确测定辐射剂量的应用中发挥着重要作用。对人体解剖结构的真实复制可以准确测量处于多种辐射源和曝光情况下人受到的辐射剂量。因为在这些情况下的测量剂量受限于研究中使用的体模的特殊几何结构，所以，将该剂量外推到其他差异较大的个体所受的剂量时需要进行仔细检查。为了更严格地评估不同物理尺寸和解剖特征个体的辐射剂量，必须制造符合这些特征的物理体模。在一些情况下，体模的主要特征将会影响辐射剂量，这些特征包括男性和女性的差别，以及人类生长过程中物理尺寸的改变，比如从婴儿到成年。

　　对于医疗过程，辐射可能会直接照射到身体很有限的一部分，所以只代表这部分的解剖结构模型就足以用来测定辐射剂量。使用这些局部解剖物理体模时，应注意模型可能不会准确评估有限体积内器官的散射辐射。若医疗过程中大部分的初级辐射会被输运到代表体模解剖结构外的体积内，就更要考虑这个问题。

　　本书关注的体模能够代表身体的很大部分，适合计算多种器官剂量，并且可精确代表对应的人体解剖结构。这里讨论的与解剖结构相关的物理体模在精确评估器官剂量方面有两方面重要作用：① 体模内感兴趣器官的正确解剖位置；② 能够准确复制从多方向入射的射线的衰减和散射。这些要求对成功测量体内特殊器官位置沉积的辐射剂量是很有必要的。一旦准确测量了器官剂量，可以进一步处理这些数据，得到辐射权重的器官剂量、有效剂量或者其他感兴趣的辐射剂量。

物理体模和计算机体模的发展是各自独立的，比如各领域几年前最先进的且被大家所熟知的例子：RANDO® 体模 (The Phantom Laboratory，P.O. Box 511，Salem，NY，12865-0511，USA) 和 MIRD 模型 (Snyder et al., 1969)。M. D. 安德森癌症中心开发的 RANDO® 体模的迅速发展满足了准确测量外部放射源的需要，并且把人类骨骼植入一个更耐用的能够代表大众人体解剖的组织等效可塑体中。MIRD 模型是作为一种评估内部放射源辐射剂量的计算工具而发展起来。由于计算工具的限制，这其中既包括现有的硬件系统的计算效率和可获得的计算机软件的复杂程度，又包括体模相关人体解剖结构的制作，体模的制作从最初的设计简单几何形状代替各种内部器官，到最终制成一个完整的体模。这些模型的外部器官和内部器官差别很大。尽管 RANDO® 体模在解剖结构上更接近真实人体，但以体素化 MIRD 模型为代表的物理体模已经制成并且应用到实验研究中，为基于 MIRD 计算模型的数值模拟提供实验验证。

最近计算机解剖模型和物理解剖模型的并行发展已为准确评估多种曝光场合的辐射剂量提供了相当不错的工具。正如前文所讲，物理体模可以在不考虑能量和源几何的情况下，测量有多种辐射源的某个特殊位置的总剂量。然而这些测量也是有局限性的，因为测量是在局部较小的体积内，不能完全代表平均的器官剂量。当需要平均器官剂量时 (如计算有效剂量)，就需要一个好用的计算模型。

3.1 物理体模在辐射剂量学的应用

物理解剖体模可在多种曝光场合下灵活测量辐射剂量。原理上剂量计既可以放在体模内部又可以放在体模外部，并且可以放在感兴趣的辐射区来代表人体的感兴趣区。然后把体模曝光一段时间使剂量计积累足够的剂量来准确评估剂量。尽管这种方法已经被广泛应用在所有辐射领域，但在选取恰当的剂量计时仍需注意一些细微的问题。

其中很重要的一点是要注意制作体模时使用的 "组织等效" 材料的类型。从历史发展角度看，物理体模已经被用于测量光子场，包括机器产生的 X 射线和放射性核素发射的 γ 射线。相对来讲，体模使用的组织等效材料已经能够最好地模拟 X 射线穿过的人体组织。大多数早期应用需要在相对高能情况下 (约 1 MeV 以及更高的能量)，所以大部分组织等效材料被设计成符合组织衰减特征。用这些材料制成的体模可以在这样高能情况下准确响应，但是对于低能 X 射线或者其他类型的电离辐射情况，可能就不是组织等效。

在体模的外部可以进行 α 辐射和 β 辐射的测量，因为这些粒子的辐射不会渗透到深部身体组织。但是对其他穿透能力较强的辐射类型，包括高能电子束、质子束以及中子，则更应该谨慎选取相对应的组织等效材料。尽管基于传统设计的组织等效材料的解剖体模已经应用在这些方面，但是科研工作者还要谨慎地解读这些结果，因为还未有这些材料在这些辐射场中性能的相关研究。

对于适合的辐射场，物理体模在评估多种曝光场合的器官剂量时是一种很有效的工具。物理体模的全身解剖结构有利于模拟环境因子和多种职业照射，因为感兴趣的辐射场是全身频繁曝光。在这种情况下，最感兴趣的主要变量通常是照射到身体的辐射方向，所以对于这些研究，使用完整身体解剖结构的模型是常见并且合理的。与之不同的是，医疗照射中只是人体解剖的有限部分被辐射曝光，所以针对特殊的医疗过程，局部身体模型被频繁用来评估这些条件下的辐射剂量。但是随着临床程序和检查时使用多排螺旋 CT(multi-detector CT，MDCT) 和体积计算机断层扫描 (volume computed tomography，VCT) 技术导致身体的照射面积增加，辐射延伸到身体的其他区域 (如腹部、胸部等) 甚至全身，所以完整身体模型数量正在有针对性地增加。

这些情况使用的完整身体模型可以让同一个的模型应用到许多研究中。初级辐射场外面的解剖结构可能会接受大量的散射剂量，导致外部的这些解剖区域也与之密切相关。实例有放射治疗、锥形束和 MDCT。

3.2 物理体模的属性

解剖物理体模最重要的目标就是尽可能准确地复制人体的辐射衰减性质和几何结构。尽管每个区域都有一定的近似，但恰当地选择体模的组成和设计会使器官剂量更准确。剂量学方面的解剖物理体模的发展和应用需要考虑的重要方面包括：使用的组织等效材料的类型、解剖细节和几何的设计与实现、剂量测量时剂量计的植入。

3.2.1 组织等效材料

使用体模时用组织等效材料替代真实人体组织会更加灵活。组织等效材料是耐用的组织替代品，能够准确模拟所替代组织的辐射衰减和散射性质。组织等效材料必须长时间保持这些性质，不能在环境中曝光后降级或者发生辐射损伤。材料的机械弹性也很重要，因为体模质量较大 (特别是全身成年体模)，在搬运等过程中可能会受损。光子研究中体模的组织模拟材料最重要的物理特性包括质量衰减系数和组织密度。但是模拟这些性质会导致一个问题：质能衰减系数与能量相关。匹配特定能量下的质量衰减系数非常烦琐，模拟很宽的能量范围的人体组织衰减极具挑战性，但同时也很有用。这样体模不仅可以用在能量范围宽的源的应用中，也可以在使用能量范围宽的 X 射线源时确保合适的响应。

实现这个目标的一个合理的策略是设计一个具有与被模拟组织有效原子序数 (Z_{eff}) 匹配的元素组分的混合物。为了完成这个目标，需要了解要模拟的组织的元素组分。ICRU 的报告 (ICRU, 1989, 1992a) 是了解感兴趣的元素组分的有用资源，且从这方面来讲，模拟组织的选择与计算模型所用的组织类似物的选择很相似。

多年来，组织等效材料的基础是普通的环氧树脂混合物。环氧树脂可与多种其他分子化合物组合来达到要求的质量衰减系数和密度。因为环氧树脂的密度比软组织的密度大，所以在制作过程的最后必须要降低密度。基于环氧树脂研发组织类似物的一般方法是在环氧树脂中添加各种成分，使其更接近要求的有效原子序数 Z_{eff}，然后加入少量的极低密度的成分，比如酚醛树脂，把密度调整到理想值。许多潜在的问题会使这个过程变得更复杂，比如上述讨论的参数并非相互无关。一些环氧树脂的元素组成属于专有信息，或者大部分制造商也不是很精确地了解这些组成；并且环氧树脂基体在相分离前只能容纳一定数量的添加成分。这些问题在实验检验和验证组织等效材料的衰减和密度特性的时候很重要。

一些解剖体模使用人类骨组织作为骨骼结构。从尸体中提取这些材料，可提供精确细节的骨解剖结构，但由于丢失了骨髓，并且很干燥，所以就像一些人造骨材料一样，不能作为健康骨头的精确组织类似物。聚甲基丙烯酸甲酯 (PMMA)，也称为亚克力或有机玻璃，也经常被建议用来制作体模材料。但这是一种比首选的软组织类似物衰减性能更强、密度更大的材料。

研究者可以制作组织等效材料来模拟多种组织和器官。辐射剂量学最先进的研究表明，衰减和密度的不同不会显著影响剂量测定的结果。因此，一种单独的软组织材料通常可替代除了肺之外的所有软组织。肺的元素组成与之相似，但密度 (约 0.32 g/cm^3) 较其他软组织密度 (约 1.04 g/cm^3) 更低。其最常用的是在相似软组织混合物基础上添加表面活性剂和泡沫剂来降低密度。制造的骨骼结构往往密度更大，一般通过制作微量甚至没有酚醛添加物的环氧树脂混合物来达到这个目的。有时解剖物理体模中也可以包括基于低密度的软组织类似物脂肪组织，这对于模拟脂肪组织更多的区域，包括女性乳腺组织和外围脂肪层，是很有帮助的。

3.2.2 解剖的设计与发展

解剖特征的制作是解剖物理体模的重要方面。解剖细节可以有很大程度的不同，或许可以通过对比 MIRD 体素化物理体模和为外辐射剂量研究而设计的最先进体模来很好地解释这一点。解剖物理体模被设计用来模拟人类特征。因为人体的几何结构会发生变化，所以体模的解剖几何结构也应该会变化。解剖模型的宏观尺度特征可参考 ICRP 参考人 (ICRP, 1975, 2003)，比如总身高和体重，但大部分其他解剖细节标准更宽松。即使可利用参考人的说明书，但是许多解剖物理体模的解剖细节无正式文件可参考。

尽管体模之间的整体外部尺寸一样，但使用尸体骨骼的体模在骨骼尺寸方面存在个体差异。那些全部使用合成材料的体模之间的尺寸则保持不变。尽管这些体模大体上代表了要反映人群的尺寸和几何结构，但解剖物理体模几何尺寸选择的依据和记录很难查得。特定体模尺寸的不明确会使特定器官剂量的评估和比较变得复杂。因为体模尺寸并不总严格按照某个解剖结构发展而来，所以单个器官的位置并不能很好地确定。因此，虽然有可能通过体模测量得到详细的剂量图，但由于不确定特定的器官位置，要提取单一器官的剂量也是极其困难的，甚至不可能得到。

值得注意的是，从人体 CT 扫描发展而来的体模是一个例外。CT 扫描数据被分割成身体的多种器官和组织。因此，开发人员可以利用完整的数据组制作包含感兴趣单一器官的精确位置和范围的物理体模。相同的数据组也作为体素化计算机体模的基础，为该物理体模提供完全一致的计算模拟。

3.2.3　物理体模的剂量测量

为了测量解剖体模内部的剂量，必须在体模内放大量剂量计。该项工作所选择的剂量计很小，单一尺寸小于 10 mm^3。近几年最常用的剂量计是热释光剂量计 (TLD)。大部分商用体模在每个体模切片上有许多浅的空洞来放置这些剂量计。剂量计发展的最新进展使得解剖物理体模内可以使用其他类型的剂量计。光释光 (OSL) 也可以放在剂量计的位置。OSL 与 TLD 的几何结构和尺寸相似。这两种剂量计都对光敏感，所以建议在暗光条件下将其放进体模。两者也都需要单独的数据读取和擦除过程，所以必须在体模内拆卸并置换剂量计，故需要在每组测量时对体模进行多次拆卸和装配。这些局限已经使一些科研工作者寻求其他体模内剂量的测量方法。

理想的剂量计特征包括可以立即并且远程对剂量计读数的机制，以及一个能够对大量相似剂量计执行该操作的系统。这样的系统允许体模内特定位置的剂量计在感兴趣曝光结束后很快读数，并且不需要在曝光之间从体模中移出剂量计单元。满足这些要求并且已经在几种解剖物理体模内用于剂量测量的剂量计系统，是由 Thomson-Nielson 最初研发的金属氧化物半导体场效应管 (MOSFET) 剂量计系统，现在属于 Best Medical Canada 有限公司的一个部门。

MOSFET 剂量计单元的物理尺寸比 TLD 和 OSL 单元稍微小一点，并且通过很细的电线与偏压电源和读数界面相连，这样最多可对 20 个单独的剂量计快速按顺序读数。体模内放入这样的剂量计不仅需要在体模内制造一个空隙来放置剂量计的敏感元素，也需要移除额外的组织等效材料，为连接电线提供一个通道延伸到体模外。剂量计和相关电线足够薄以使它们对 X 射线和光子的衰减以及剂量的测量结果影响最小。然而它们的存在会形成伪影，在 CT 应用中尤其要引起注意。在放

置大量的这些剂量计的引线时要小心地练习。几个研究小组已经成功把 MOSFET
用在解剖物理体模中，包括杜克大学 (Frush and Yoshizumi，2006；Mukundan et
al.，2007；Hurwitz et al.，2006)、佛罗里达大学 (Bower and Hintenlang，1998；Jones
et al.，2005；Staton et al.，2006) 以及伦斯勒理工学院 (Wang et al.，2004a；Wang
and Xu，2007)。一些体模制造商可以很容易地调整他们的体模来放置任何剂量计
的类型。

佛罗里达大学研发了另外一种针对体模内剂量测量的系统，其原理是通过光
纤把小闪烁体耦合到光电倍增管，然后远程记录输送到闪烁体的剂量。这些系统的
好处是可以产生微小而敏感的探测体积，而且光纤电缆比使用电子剂量计时所用
的金属线更具有组织等效性。基于这些光纤耦合 (FOC) 剂量计系统的剂量计阵列
已经发展起来，并且已经应用于体模内部的测量 (Jones et al.，2006，2008)。这些
阵列的设计和应用仍在不断细化发展。

FOC 剂量计单元最近可从 Global Dosimetry 买到。这种剂量计最初是美国海军
研究实验室研发的，采用掺杂铜的石英作为敏感元素 (Justus et al.，1999a，b，2004；
Huston et al.，2001，2002)。佛罗里达大学进一步评估了其在诊断用 X 射线能量范
围的应用 (Jones et al.，2006，2008；Benevides et al.，2007)。FOC 系统也要求在体
模内加工一条通道，使光纤从内部器官位置延伸到读数器的位置 (通常位于 1 m 或
2 m 远)。

体模内剂量测量用的剂量计需要特殊考虑其刻度和读数的问题。一般的，工作
人员通过将剂量计曝光在空气中合适能量的束流下，并与另一个刻度好的探测器
如电离室进行比较来进行刻度。刻度时可以用或者不用背散射介质。由于剂量计
一般用在体模表面或内部，因此在刻度时最好包括背散射的贡献。这种方法可以较
好地刻度位于或者接近体模表面的剂量计。位于体模内更深位置的剂量计将会受
到次级辐射的贡献，包括散射光子和次级电子。这种贡献会随着剂量计在体模内
深度的增加而增加，所以在刻度时需要使用各种组织等效材料的累加层 (Jones et
al.，2005)。

这些效应的大小与剂量计具体的能量和角度响应有关，可能导致需要与深度
有关的刻度因子。需要与深度有关的刻度因子的另一个原因是，初级射束穿过组织
衰减层时有发生射束硬化的可能性，这点对于诊断用 X 射线和内部剂量计的位置
尤为重要。当初级射束穿过组织等效材料衰减时会发生硬化，消除能谱的低能部
分，散射/初级射束比随着深度增加，会在能谱中增加低能部分。发生改变的能谱
轰击剂量计时可能需要不同的刻度因子来修正剂量计的结果，特别是所用的剂量
计强烈依赖能量时。当使用计算模型时，这样产生的影响可以更好地验证实验结
果，反之亦然。

3.2.4 目前已有的商业物理解剖体模

1. CIRS-ATOM 体模系列

图 3-1 展示了由计算机成像参考系统 (Computerized Imaging Reference Systems, CIRS) 公司生产的 ATOM® 完整系列的拟人体模。在 Riga、Latvia 最初发展起来的 ATOM® 剂量验证体模包括婴儿体模，1 岁、5 岁、10 岁的儿童体模，以及成年男性与成年女性体模 (体模的物理尺寸见表 3.1)。标准体模包括头、躯干、上端股骨以及生殖器。婴儿体模以及 1 岁的儿童体模包括腿部以及胳膊，对于剩余体模可以根据要求进行生产，鼻窦、气管和支气管腔可供选择。

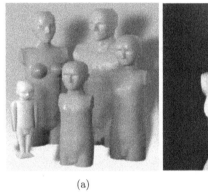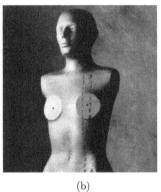

(a)   (b)

图 3-1 商业物理体模

(a)CIRS 家庭体模 (http://www.supertechx-ray.

com/pics/Anthropomorphic/CIRS/ATOM700-2.jpg)；(b)RANDO 成人体模 (http://www.

pnwx.com/Accessories/Phantoms/Radiology/WholeBody/PhantomLab/Rando/RAN100_2.jpg)

定制体模可以特殊生产，但为了诊断和放疗的精确模拟，包括骨头、肺以及软组织等效材料的标准体模的组成是按照一定配方进行生产的。根据 ICRP 推荐值，在能量为 30 keV~20 MeV 时，据出厂商所述，对于骨头和软组织，光子的衰减值在 1% 以内，而对于肺替代物，光子的衰减值在 3% 以内。表 3.2 提供了代表人体软组织、骨骼和肺的组织等效材料的密度和有效原子序数等数据。体模中实际的器官组织为平均软组织、平均骨组织、软骨、脊髓、肺和大脑组织。

CIRS 公司利用一种合成骨头材料来生产 ATOM® 体模中精确的解剖学骨架。体模骨架结构包括独立的松质骨和皮质骨的密度，并能够对其大小和密度进行显著改变。ATOM® 体模的骨架解剖结构是基于匀质骨组织组成，对已知的皮质骨与松质骨的比例以及基于年龄的矿物质密度进行了平均。由于内部结构的细节不是关键，因此对于多数器官剂量学应用，使用匀质骨组织能够合理地进行模拟。这一设计特点为不同应用的剂量验证提供了可能, 尤其当蒙特卡罗对比计算为必要时。虽然 CIRS 公司提供了一份内部器官的位置图, 但是位置的描述没有文献支持, 并且这些体模没有相应的计算机备份来为其模拟提供便利。

标准体模是由 25 mm 厚的连续部分构成的。每一部分包含一系列的 5 mm 直径的孔和相应的组织等效的插销。经过优化的孔的位置可以在 20 多个内部器官中放置 TLD。根据用户要求, 公司可提供其他探测器的放置位置 (包括离子电离室腔)、不同的孔洞阵列以及孔径等。根据体模的特性和设置不同, 系列体模的购买价格从 9000 美元到 20000 美元不等。

CIRS 公司的 ATOM® 系列体模已被广泛应用于剂量测量中。定制体模的方式为使用者在剂量测量中提供了选择的灵活性。此外, ATOM® 体模还可以对一定年龄与体型范围的患者的剂量评估进行实验应用。

特别地, ATOM® 体模被广泛应用于有关放射诊断学中儿童患者的剂量学研究。Frush 和 Yoshizumi(2006) 使用了 1 岁和 5 岁儿童体模 (型号为 704 和 705) 并结合 MOSFET 剂量计对进行常规 CT 造影以及心脏门控 CT 相关检查的儿童患者的剂量进行了评估。Mukundan 等 (2007) 使用 MOSFET 剂量计和 5 岁儿童体模对儿科脑部 CT 在设置屏蔽以及无屏蔽时的剂量进行了评估。结果表明, 在设置屏蔽时, 眼部剂量可降低高达 42%, 由于屏蔽物在感兴趣区以外, 因此对图像质量不会造成影响。

Fricke 等 (2003) 应用型号为 703 的 ATOM® 婴儿体模与刻度好的热释光剂量片对个体的胸部以及肺部器官剂量进行了测量。一个儿科放射科医生回顾了进行 MDCT 检查的患者图像质量评估, 并在临床上使用拟人的剂量体模对个体的器官剂量进行了再三的剂量评估。结果表明, 女性儿童患者胸部的屏蔽物使用不会影响影像质量并且可以将肺部剂量降低 6.7%, 胸部剂量减少 29%。

Blinov 等 (2005) 应用型号为 701 的 ATOM® 成人男性体模并结合体模中放置的热释光剂量片对数字化 X 射线检查中散射辐射所造成的个人器官剂量进行了相关测量。嵌入 TLD 的成年男性体模也被 Samei 等 (2005) 用来评估数字化胸透点扫描放射系统散射、剂量以及有效探测器量子效率 (DQE), 并与全野数字化 X 射线放射系统进行比较。

Hurwitz 等 (2006) 修改了女性拟人化成人体模 (型号为 702), 该体模反映了女性怀孕前三个月胎儿的预期位置, 为的是确定临床 MDCT 对胎儿的辐射剂量。在体模中放置 MOSFET 和 TLD 剂量计用来测量来自腹部检查的初级辐射, 同时评估胸部检查的散射辐射, 从而评估个体检查对母亲与胎儿的潜在风险。同时使用 CIRS 公司提供的与脂肪相当的组织材料构成的圆形片层对 702 型号的女性体模进行了相关修改, 为的是模拟肥胖患者 (超重患者) 在多层 CT 检查中的辐射剂量以及肥胖对影像质量的影响。Schindera 等 (2007) 使用修改后的女性体模和 MOSFET

剂量计进行了相关研究, 结果表明, 对于肥胖患者而言, 修改 CT 设置可以显著地提高影像质量, 同时对腹部器官没有明显的剂量增加。

显然, 在临床试验中, CIRS 公司的 ATOM® 系列体模在评估影像质量和辐射剂量比较中展示了明显的适用性。这些体模可根据患者的体型、体重、年龄以及探测器放置的孔洞进行定制, 这就使得它们能够广泛应用于放射诊断与治疗学中。

2. CIRS-3D 组合式躯干体模

CIRS 公司近期开发的型号为 600 的拟人躯干体模是为了在医学影像和剂量学应用中精确模拟平均躯干 (22 cm 的厚度)。该体模由 12 种内部组织器官构成, 主要包括肺、心脏、肝脏、肾脏、脾以及胰腺。体模的下半部分包含一个软的丸剂用以模拟 30% 的脂肪与 70% 的肌肉的混合组织。肌肉组织等效材料覆盖了胸腔和脊柱。环氧树脂材料提供了最佳的组织密度以及诊断学与放疗学能量范围内 (40 keV~20 MeV) 的衰减。

当对特定的内部器官感兴趣时, 躯干体模建议用于校准、品质保证 (QA) 以及培训等目的。该种类的体模目前没有包含一定数量的剂量计放置位置, 但是可以根据需要进行定制用以适应大剂量计的放置。

3. RANDO® 体模

目前, 由体模实验室生产的 RANDO® 体模是一种最老并使用最广泛的辐照仿真学剂量体模。这种体模是由 Dr. Lawrence H. Lanzl 于 1959 年生产的。1989 年, 体模实验室从 M. D. 安德森癌症中心获得了生产版权。这种体模一直被用来提供放射治疗计划评估中需要的详细的剂量分布图。RANDO® 体模包括空气、尸体骨骼、软组织等效材料以及肺组织等效材料。软组织和肺组织等效材料的制造使用了专用聚氨酯配方, 这种材料被设计用于典型的放射治疗能量范围。这些材料可以被用来生产代表成年男性或女性的体模。

RANDO® 体模的软组织等效材料的有效原子序数、电子密度以及物理密度与肌肉组织相近, 并包含了随机分布的脂肪。RANDO® 体模肺组织等效材料同样与平均呼吸状态下的肺组织的有效原子序数、电子密度以及物理密度近似。RANDO® 体模组织等效材料的元素组成与人体组织的 C、O 质量百分比有很大的不同, 这主要是因为与人体组织相比, 聚合物以及树脂中的氧含量较低; 完全匹配的元素组成并没有那么容易得到。考虑到这种限制, C 和 O 元素被假定为可互换的 (White, 1978)。C 和 O 元素的总量应与被代表的组织中 C、O 元素总量相当。在放疗的能量范围内, 康普顿散射占主导, 因此这种假设是合理的。在典型的诊断能量水平下, 由于光电效应强烈依赖于原子序数, 因此这种假设是不合理的。在能量为 0.1~100 MeV 范围内, RANDO® 组织等效材料的质量衰减系数和能量吸收系数的计算与实际代表的组织吻合较好；而当能量低于 0.1 MeV 时，组织等效材料的计算值开始偏小 (Shrimpton et al., 1981；Popescu et al., 2005)。

RANDO® 体模的解剖学是基于 20 世纪 50 年代美国空军组织调查研究的军事人体测量学数据。该体模拥有两种模型：RANDO® 男性体模和女性体模。RANDO® 男性体模代表了身高为 175 cm，体重为 73.5 kg 的男性。RANDO® 女性体模代表了身高为 163 cm，体重为 54 kg 的女性。该体模既没有胳膊也没有腿。RANDO® 体模使用了真人骨骼。由于真人骨骼缺乏对称性，抑或关节扭曲，抑或没有相同大小形状的模具，因此再对这些骨骼做了微小的调整。肺是手工制作和塑造的，用以符合胸腔轮廓；由于心脏的存在，左肺比右肺小一些。头部、颈部以及支气管部位的气腔是复制的。这些体模有大量的不同大小的胸部可供选择，胸部的形状不是天然的。

RANDO® 体模由 2.5 cm 厚的片层结构组成，每一片层的小孔可能伸进软组织和肺组织等效区域中。两种标准的孔洞大小可供选择，3 cm×3 cm 和 1.5 cm × 1.5 cm，也可以定制孔径大小。剂量测量与分布可使用胶片或者个人剂量计获得。特殊的，也可以使用装 LiF 粉末的胶囊获得。

RANDO® 体模已被证明在很多研究中是相当有用的。他们被用作直接量化患者剂量的一种工具。Wen 等 (2007) 使用热释光和 RANDO® 体模，来测量前列腺癌症患者在接受调强放疗 (IMRT) 时，由于日常患者计划所使用的常规锥形束 CT(cone-beam CT, CBCT) 盆腔扫描而带来的额外剂量。类似的，Luz 等 (2007) 评估了来自四种不同的 64 排 MDCT 结肠成像仪器的剂量。有趣的是，测量结果表明女性比男性接受更多的剂量。Fitousi 等 (2006) 使用放置有热释光的 RANDO® 体模研究了患者在锥形束成像技术中的有效剂量，在该种成像技术中，患者会暴露于射线中。他们发现患者的有效剂量为 34.45 mGy，平均皮肤剂量为 668 mGy。这个平均皮肤剂量足够高，以至于有必要进行额外的测量来降低患者的皮肤剂量。Theocharopoulos 等 (2002) 使用 RANDO® 体模并结合热释光来得到前–后腹部射线成像、后–前胸部射线成像、后–前头部射线成像以及前–后心脏透视检查的直接有效剂量。他们将这些有效剂量与两种有效剂量评估进行了比较：一种评估依赖于英国国家放射防护委员会 (NRPB) 发布的数据和入射体表剂量 (ESD)，另一种评估则依赖于 NRPB 提供的数据和剂量区域产额 (DAP)。他们发现，对于放射成像而言，ESD 方法与直接测量值相差 15%，而对于心脏造影而言相差 60%，使用 DAP 方法则符合得很好 (<8%)。

正如 Theocharopoulos 等的研究一样，RANDO® 体模也被用来验证剂量学中的数字模型。例如，Compagnone 等 (2005) 比较了三种拟人体模在 11 种标准的射线检查中的入射皮肤剂量，其中两种为简单的圆柱形体模，另外一种为数字体模。包括 RANDO® 体模的数字体模被看作 "黄金准则"。他们发现他们的数字体模精度在 12% 以内，其便利性足以满足使用要求。Deak 等 (2008) 使用 RANDO® 体模验证了用于多层 CT 中患者特殊剂量计算的蒙特卡罗模拟工具。他们发现剂量分布的计算结果与体模中热释光的测量结果相差 10% 以内。Popescu 等 (2005) 使用一种蒙特卡罗方法计算了绝对剂量，该方法能够整合监测器单元使其适用于任何打开或封闭场，包括调强放疗。他们的模拟结果与实验结果相差 2% 以内。Osei 和 Kotre(2001) 研究了怀孕妇女的职业照射问题，他们使用蒙特卡罗模拟方法确定了胎儿剂量结果与有效剂量的转换系数。RANDO® 女性体模被用来验证不同辐射条件下的结果。两组数据符合得较好，蒙特卡罗结果与实验结果相比会高一些，最高相差 15%。

我们发现在一些文献中 RANDO® 体模常常被用来替代患者。这对于职业人员的辐射暴露问题极为有用。例如，Kuon 等 (2004) 使用 RANDO® 体模来替代患者以及主要的散射源，绘制了在心脏介入手术中每秒产生的剂量面积 (DAP/s) 与角度的函数关系，并据此确定了操作者与患者的辐射暴露剂量最小时管的角度。研究表明，对于他们的设置条件，应该更倾向于使用不太常规的后–前位以及大于 40° 右–前斜位而不是大于 40° 的左–前斜投影位。在另一个研究中，Kuon 等 (2003) 研究了在心脏介入手术中，医生穿着 0.5 mm 铅当量的防护服并且头部暴露于辐照环境下站在操作位置时的有效剂量。当然，这里他们也使用了 RANDO® 体模来替代患者以及主要的散射源。结果表明铅服能够显著地降低散射进入操作者皮肤的空气比释动能。

4. Kyoto Kagaki 体模

另一种商业体模则是由日本 Kyoto Kagaki 有限责任公司 (京都化学有限责任公司) 开发与生产的 Kyoto Kagaki 体模。这一系列的体模包含具有好的解剖学特点的全身体模。它们包括一个型号为 THRA-1 的代表成年男性与成年女性的治疗全身体模，一个完整的全身体模 (型号为 PBU-50)，一个 CT 躯干体模 (型号为 CTU-41)，以及一个胸部体模 (型号为 N1)。

治疗全身体模遵照传统的 RANDO® 体模类型，提供了代表成年男性与成年女性的体模，并由一系列 30 mm 的切片组成。他们从头顶到脚共 900 mm 高，并利用了合成骨骼。正如体模的名字，这个体模是用来辅助放疗应用中治疗计划的制订。它的构成包含了三种组织等效材料：软组织、骨头以及肺。组织等效材料是以环氧树脂为基底的专有组成材料，这些材料是和日本国家放射科学研究所合作研发的。剂量计的位置通常是在一个中心大小 30 mm×30 mm 的网格中，也可根据用户需求定制用于放置探测器的腔体。

全身体模、CT 躯干体模以及胸部体模则被设计用来作为影像以及定位/培训体模，并不把它作为严格意义上的剂量体模。它们有很好的骨骼细节和解剖学特

点，具有很好的可从诊断 X 射线影像中获取的内部器官细节。它们包含了一系列
个体器官，每一器官均有一个亨氏编号 (Hunsfeld number) 并与人体内的器官相对
应。组织和器官使用组织等效的尿烷树脂制造，而人造骨骼等效组织则使用环氧树
脂材料制造。软组织替代材料尿烷也是软的，并且某种程度上较为灵活，这有助于
提高它的耐用性。全身体模的整体特点在于，它所有的附件以及主要附件的完整连
接 (关节)。由于这组体模不是专门为辐照仿真剂量体模应用而设计的，因此他们
没有设计专门的剂量系统，但是经过一些努力，剂量计也是可以整合到体模上的。
这组体模的组织等效材料并没有被报道，但是 CT 中亨氏编号的各种组织的参数
包含精确的组织等效衰减信息。这组体模的解剖结构大小和几何参考也未被报道，
身高为 165 cm，体重为 50 kg，其大小明显小于 ICRP 参考人。在全身体模中的一
些骨头和关节的大小也被放大和修改以加强体模的结构强度。

5. 成都剂量体模

成都剂量体模 (Chengdu Dosimetrie Phantoms，CDP)(蒋伟和林大全，2006) 是
ICRU 于 1992 年在 48 号报告中命名的仿真辐照体模，比上述其他产品更符合中
国人体的特征。1986 年，四川大学林大全教授成功制作了中国首具男性仿真辐照
体模。该体模是根据中国人体参数，用自行研究的组织辐射等效材料制成的，包含
一具真人骨骼和多种人工组织辐射等效材料制成的人体模拟器官，其中肺组织辐
射等效材料由发泡剂型高分子材料制成，肌肉和其他软组织的替代物为一种加入
金属粉末的热塑性材料。经过用 γ 能谱法、CT 法进行质量衰减系数、电子密度、
有效原子序数的判别及分类等评价方法，成都剂量体模组织辐射等效材料与相应
人体组织辐射表征参数间误差均小于 5%。该仿真辐照体模被切割成 13 段，钻有
400 个剂量测量孔，剂量测量元件可置于这些测量孔中。2000 年，林大全教授研制
出中国成人男性 CDP-IC 型高端仿真胸部体模 (体模身高 1.659 m，体重 57.5 kg)，
具有模拟胸壁、纵隔、脊柱、肋骨等结构和良好的等效性。

按照不同的需求，成都剂量体模组织辐射等效材料有透明、半透明、不透明弹
性高分子材料等。除了中国首具成人男性仿真辐照体模外，林教授也成功研制了中
国女性盆腔仿真辐照体模、中国女性乳腺仿真辐照体模、中国调强放疗仿真辐照体
模等。成都剂量体模主要代替真实人体用于放射诊断和放射医疗仪器的校准、靶点
及靶区剂量的验证、邻近器官和重要器官剂量分布测定、辐射环境的评估等。

3.3 物理体模总结

前面的论述描述了仿真辐照物理体模的发展与应用。大多数常见体模的主要
特点比较见表 3.1 和表 3.2。这些表呈现给读者各种体模开发商选用的不同物理和

辐射参数的总体概述。研究小组时常针对仿真辐照物理体模来发展相应的计算机体模，这些体模在精确评估器官剂量和参数研究方面的价值已被阐明。各种体模均是根据特定的目的发展起来的，它们是较为灵活的工具，将体模应用在合适的能量范围相当重要。即使 RANDO® 体模所使用的组织等效材料是为放疗应用中更高能量的最佳响应所设计的，仍有一些 RANDO® 体模应用于诊断能量范围研究的例子。

表 3.1   辐照仿真体模的物理特点

型号	身高/cm	体重/kg
参考人	176	73
韩国成年男性体模	172	68
RANDO® 男性体模	175	73.5
RANDO® 女性体模	163	54
UF-婴儿体模	51	3.52
UF -1 岁儿童体模	75	10.04
UF -成年男性体模	176	73
ATOM®-成年男性体模	173	73
ATOM® -成年女性体模	160	55
ATOM® -婴儿体模	51	3.5
ATOM® -1 岁儿童体模	75	10
ATOM® -5 岁儿童体模	110	19
ATOM® -10 岁儿童体模	140	32
成都剂量体模男性	165.9	57.5

表 3.2   辐照仿真体模的放射性参数

型号	软组织 密度/(g/cm³)	软组织 Z_{eff}	骨骼 密度/(g/cm³)	骨骼 Z_{eff}	肺 密度/(g/cm³)	肺 Z_{eff}
韩国成年男性体模	1.07	NA	1.23	NA	0.28	NA
ATOM®	1.055	7.15	1.6	11.5	0.21	7.38
RANDO®	0.997	7.6	使用天然人体骨骼		0.352	7.11
UF -婴儿体模	1.04	6.77	1.22	8.22	0.3	6.83
UF -1 岁儿童体模	1.04	6.69	1.4	8.8	0.3	6.83
UF -成年男性体模	1.04	NA	1.4	8.8	0.33	NA
ICRP 23 -参考人	0.9869	6.86	1.4862	8.75	0.2958	7.14
成都剂量体模	0.99	6.468	1.2	8.796	0.25(无血)	7.59

物理体模为辐射剂量学已经做出了许多有价值的贡献，其灵活性和未来的进展可能会允许它们针对辐射剂量传输程序和暴露场景进行相关改进。辐照仿真物理体模的价值在于其是被公认的 MDCT 和 VCT 剂量测量辅助工具，传统的剂量学模型太小以至于不能产生与人体产生的散射区域相似的散射区域。物理体模未

来在应用上的发展很可能要经历相应的剂量学系统的改进。这种系统能够放置可以立即读数的敏感型剂量计大型阵列,系统允许大量内部器官和暴露场景参数的研究,这对于开发和记录现实中暴露于辐照环境中的人体剂量是十分必要的。

附表 4 总结了一些常用来校准计算机体模的物理体模。这些体模通常应用于三个不同的方面:外照射剂量学、内照射剂量学和影像质量保证。对于外部照射剂量学,物理体模的设计需使体积很小的热释光剂量计 (或电离室或固体探测器) 植入体模的不同位置,用以测量来自外照射的剂量。这种类型的体模包括体模实验室 (Phantom Laboratory) 的 RANDO® 和 CIRS 公司的 ATOM®,它们有组织等效切片,这些切片有解剖纹理以及用于器官剂量测量的腔体 (Alderson et al.,1962;CIRS,2013;Phantom Laboratory,2013)。用于校准放射生物测定的探测器或核医学成像设备的体模被设计成掺杂有长寿命放射性材料的可拆卸器官或者充满短寿命放射性液体的中空体。这样的设计使体模能够模拟受到内部污染的个体。劳伦斯·利弗莫尔国家实验室 (Lawrence Livermore National Laboratory,LLNL) 的物理躯干体模和加拿大辐射防护局的瓶状人体吸收 (Bottle Manikin Absorption,BOMAB) 体模系列都是放射生物测定校准体模的重要实例。许多体模也被用在医学成像质量保证领域。这类体模大部分只含有人体的部分躯体并简化了一些解剖结构,例如美国电气制造商协会 (NEMA) 的影像质量体模。附表 4 列出了该类型体模的一些实例,如由 CIRS 公司和京都化学有限公司 (Kyoto Kagaku Co.) 生产的用于影像分析的体模。在具有真实解剖结构的计算机体模基础上,由 David Hintenlang 领导的 UF 小组分别制作了几个代表一岁婴儿和成年男性的物理体模 (Hintenlang et al.,2009)。快速成型工艺也被用于基于特定患者数据的物理体模的快速生产中 (Mille and Xu,2008)。关于物理体模的详细综述可参考 DeWerd 和 Kissick(2014) 出版的书。

但基于这类拟人化物理体模对器官受照量进行测量所必需的实验很耗时,实验费用较高,还有一定的安全隐患。此外,可购买的物理体模只有少数几种,能代表很少一部分人体的特性,远不能满足人类的多样性。幸运的是,第一代计算机以及最初为了设计核武器而发展起来的蒙特卡罗模拟方法的出现使基于计算机体模估算器官受照剂量变为可能。这些计算机体模包含了大量人体外部和内部解剖学特征的细节,例如,形状、体积、对辐射敏感的器官的质量。体模中详尽的组织密度和化学成分等信息使得计算机体模可以帮助研究人员准确模拟人体内的辐射相互作用和能量沉积。虽然在复杂辐射条件下的全身剂量计算仍需要使用物理体模进行验证,但相比较而言,计算机体模具有多功能性、效率高、精确和安全等优势。此外,使用计算机体模能更好地计算内照射以及动态四维的剂量分布。

第4章 体模应用实例

本书的另一个好处是解释说明了如何在放射剂量学上应用计算机体模。方便起见，作者将自己在伦斯勒理工学院的学生自 2000 年以来所研究的项目当作应用实例。这些实例的研究方向包括辐射防护学、诊断影像学和放射治疗学，但不包括与非辐射相关研究的协同项目，如手术计划等 (Jin et al., 2005)。

4.1 辐射剂量学

辐射剂量学通常会涉及标准辐射条件下由外照射或内照射源所产生的器官剂量以及有效剂量值。基于 VIP-Man 模型 (来源于一个 40 岁的大体型个体) 得到的剂量学数据被用来与其他包括 ICRP 计算机体模在内的体素模型得到的数据进行对比。这些不同射线类型的详细研究结果已被发表，所研究的射线类型包括光子 (Chao et al., 2001a; Xu et al., 2005)、电子 (Chao and Xu, 2001; Chao et al., 2001b)、中子 (Bozkurt et al., 2000; Bozkurt et al., 2001) 和质子 (Bozkurt and Xu, 2004)。

4.1.1 外照射光子剂量测定

Chao 等 (Chao et al., 2001a，以及之后的修订版 Chao et al., 2003) 使用 VIP-Man 体模研究并发表了一套能量为 10 keV 至 10 MeV 的单能光子束外照射条件下将空气中的比释动能转换成吸收剂量和有效 VIP-Man 剂量的转换系数。研究发现，在高能光子照射浅表器官或组织 (如乳腺、皮肤、眼睛或者性腺) 时，用比释动能来近似计算吸收剂量将会导致误差。这是由于在比释动能近似中，假设由光子相互作用产生的次级电子能量全部沉积在发生相互作用的位置。该研究总结了导致剂量计算差异的三个主要因素，分别是模型尺寸、比释动能近似值和解剖学差异。通过这些对比研究给出了一些改进程式化体模的建议。例如，研究发现，与 VIP-Man 相比，程式化体模的胃太靠近身体的左侧。

Han 等 (2010) 使用行走体模来测量环境中的照射量。使用的放射源为 30 kBq/m² 的平行源及各向同性的 ^{137}Cs 和 ^{60}Co 平面源。对于平行平面源，移动的体模比有腿的静态体模受到的剂量多 78%。剂量不同的主要原因是移动时打开的双腿减少了对几个器官的保护，特别是肾脏、卵巢和肝脏，使它们更多地受到来自地面平行源的照射。移动的体模受到的有效剂量比静态体模平均高 15%。另一方面，对各向同性表面污染源，两种不同姿势测得的剂量差别不大。该研究表明，在环境剂量学研究中可以采用可变形的体模代表真实情况的姿势来计算器官剂量。Su 等 (2012) 研究了核医学中 PET 对坐立体模产生的剂量，也得到了相似的结果。

4.1.2 外电子剂量测定

Chao 等 (2001b) 使用 EGS4-VLSI 蒙特卡罗程序计算了受外电子束照射的 VIP-Man 体模器官的剂量数据，并将其与 Schultz 和 Zoetelief(1996) 使用 MCNP4 程序计算的 ADAM 体模的剂量、Ferrari 等 (1997) 使用 FLUKA 程序计算的无性别特异性的数学模型剂量数据以及 Katagiri 等 (2000) 使用 EGS4 程序计算的 MIRD-5 数学模型的剂量数据进行了对比。结果表明，至少对于电子剂量学而言，采用单一的标准体模来代表不同解剖学结构个体时表现不佳。该研究指出，为了进一步了解体模导致的剂量偏差，需要研究更多的体素化体模。

4.1.3 外中子剂量测定

Bozkurt 与其合著者基于 VIP-Man 体模发表了一组新的转换系数，即从能量通量到吸收剂量以及从能量通量到有效剂量间的转换系数，这套转换系数适用于低能 ($10^{-9} \sim 20$ MeV) 和高能 ($20 \sim 10000$ MeV) 中子 (Bozkurt et al., 2000, 2001)。作者还将基于 VIP-Man 的 24 个主要器官的吸收剂量和有效剂量结果与文献中的基于简化 MIRD-based 体模的结果进行了比较，发现这两种体模剂量计算存在差异，并总结了导致这种差异的一些原因。原因之一在于两种解剖模型的差别 (大约导致了 10% 的有效剂量差异)——VIP-Man 体型更大更高；此外，蒙特卡罗代码处理高能粒子时的输运原理也导致了这些差异，包括评价数据和理论模型的使用。

4.1.4 外质子剂量测定

Bozkurt 和 Xu(2004) 使用 VIP-Man 体模计算了高能质子环境下能量通量与吸收剂量以及能量通量与有效剂量之间的转换系数。他们报告了 VIP-Man 的 24 个主要器官的吸收剂量结果，并且将计算数据与文献中基于数学体模得到的结果进行对比。由于不同蒙特卡罗代码使用的输运模型不同，两者在器官剂量和有效剂量上存在 40% 的差异。Taranenko 和 Xu(2009) 使用 RPI-P 体模系列计算了受到单能质子束全身照射的胎儿的转换系数。该模拟工作基于蒙特卡罗程序 MCNPX，一共研究了 6 种不同几何结构、12 种不同能量 (100 MeV 到 100 GeV) 的源设置。

4.1.5 红骨髓外剂量测定

Caracappa 和他的同事们使用同一解剖结构的两组可视人类图像，研究了对放射最敏感的红骨髓的外部剂量 (Caracappa et al., 2009)。该研究中所使用的蒙特卡罗计算模型源于可视人项目中的 CT 影像。作者将该模型与基于同一个体彩色图像的 VIP-Man 体模进行了对比 (Xu et al., 2000)，发现这两组源于同一个体数据的结果展现出了前所未有的有趣信息。基于均匀混合假设以及被 ICRP 采用的细胞因子对 CT 模型的红骨髓剂量进行了计算，以此来验证过去的假设并评估蒙特卡罗模拟红骨髓剂量计算的准确性。基于最新发展的算法，研究并测试了三种剂量测定方面的应用。职业接触的宽束光子照射造成的剂量在高能时相似，但在低能时则存在高达 40% 的差异。此外，也对电子照射全身来治疗皮肤癌的情况进行了相关研究。研究发现，作者提出的改进办法计算的红骨髓剂量结果与现有的方法之间存在 39% 的偏差。这些结果证明，由于在解剖和剂量计算模型中考虑到了骨髓细胞和各种骨位置的分布，新的算法有着明显的优势。

4.1.6　内电子剂量测定

基于 VIP-Man 体模，Chao 和 Xu(2001) 计算了一组完备的适用于内电子发射源的比吸收分数 (specific absorption fraction，SAF)。这也是首个发表的对薄壁器官进行内电子照射的相关数据，这些器官包括食道、下大肠、胃和上大肠。尽管电子被认为是穿透力较弱的辐射源，研究者们也通常会忽略除源所在器官以外的其他器官的剂量，然而该研究表明，对于相邻和附近的器官，其受到的剂量大到不能被忽略。该研究有力地证明了内电子不只对源所在器官造成影响。

4.1.7　胃肠道中内光子剂量测定

在这项研究中，VIP-Man 体模被用来计算胃肠道的比吸收分数 (Xu et al., 2005)。前人曾研究过基于程式化体模的胃肠道的比吸收分数。基于 VIP-Man 体模，作者将胃内光子源照射下的 VIP-Man 胃壁比吸收分数与 Cristy 和 Eckerman 此前发表的数据进行了对比。程序化模型被广泛应用于核医学剂量测定领域。然而，与 VIP-Man 对比，在特定环境下程式化体模的比吸收分数具有相当大的不确定性。该研究清楚地证明了具有小尺寸体素的 VIP-Man 体模的优越性，该模型允许在小组织结构上进行剂量测定，例如胃肠道黏膜层。

4.1.8　临界事故剂量重建的动态体模

Vazquez 等 (2014a，b) 使用 CHAD 体模建立了运动捕捉数据，模拟了工人暴露在致命的高水平射线下的情景。与此前发表的研究相比，应急技术的使用会更精确、更详细地估算工人的剂量。在 Vazquez 等 (2014a) 的研究中，假设两个工人分别使用蹲姿和站姿，他们所受到的相应的全身剂量分别为 6.43 Gy 和 26.38 Gy。作者还对特定器官的剂量进行了估算，结果显示蹲姿工人甲状腺受到剂量为 7.93 Gy、胃为 6.11 Gy，站姿工人肝受到剂量为 41.71 Gy、胃为 37.26 Gy。此外，作者还探讨了该研究对工人医疗预后的意义。结果发现，该方法能够获得比过去更加符合病人的真实情况的预后估计，表明结合下一代计算机体模工具，该方法未来可能促进流行病学的研究。

4.2 放射学影像的应用

4.2.1 SPECT 和 PET 脑显像中的器官剂量

为了估算脑成像产生的内剂量，Chao 和 Xu 用蒙特卡罗程序 EGS4-VLSI 对 VIP-Man 体模的头部和脑部进行了蒙特卡罗模拟 (Chao and Xu，2004)。所用模型一共含有 15 个子区域，包括尾状核、小脑、大脑皮质、脑白质、胼胝体、眼睛、侧脑室、晶状体、豆状核、视交叉、视神经、脑桥和小脑中脚、脑脊液、丘脑及甲状腺。计算了 SPECT 和 PET 在脑成像中一些最重要的源与靶的 S 值。根据医学内照射剂量 (medical internal radiation dose，MIRD) 的定义 (Loevinger et al.，1991)，S 值代表由源器官中放射性核素分解引起的靶区剂量。这些结果与基于 MIRD 算法的程式化头/脑模型的结果进行了对比 (Bouchet et al.，1996)。尽管一般而言，更重的个体 (比如 VIP-Man) 会接收到更低的放射性剂量，但对一个体型与 VIP-Man 相似的病人，程式化的头/脑模型对 S 值低估了平均 15%。为了比较不同大小的脑部以及不同的解剖学特征的影响，未来还需要进行更多的头/脑断层模型的研究。在此之前，本书展示的结果对于那些与 VIP-Man 体型和重量相似的病人很有帮助。

4.2.2 X 射线影像中的器官剂量

RPI 的一个博士生 Mark Winslow 以及其来自美国雪城大学的合作者 Walter Huda 使用 VIP-Man 计算了影像学检测中单能光子 (30~150 keV) 的授予能 (ε) 和有效剂量 (E)。他们使用蒙特卡罗模拟获得了人类体模中器官与组织的能量沉积。从这些单能的 E/ε 值能够推断出任意 X 射线谱的 E/ε 值，并且能将进行头部与全身影像学检查的患者的授予能转换成有效剂量 (Winslow et al.，2005)。此后，在他的博士研究中，Winslow 与 RPI 的 Yazici 进行合作，通过采用 ROC/AUC 分析法对 VIP-Man 的约 2000 个模拟胸透 X 射线图像进行分析来研究图像质量 (Son et al.，2006；Winslow et al.，2004)。

4.2.3 CT 中的器官剂量

Gu 等 (2009) 使用 RPI 孕妇体模计算了 MDCT 扫描的剂量。MDCT 扫描仪模型和孕妇体模被用于 MCNPX 程序中进行模拟。计算得到剂量分布显示了 MDCT 扫描对患者或胎儿的危害不大。为了优化肥胖患者的影像质量和 CT 剂量，Ding 等 (2012) 开发了 10 个肥胖患者体模。发现肥胖患者的剂量计算与正常体重体模的剂量计算之间存在显著差异。

儿童和青少年因为体型较小、器官处于生长阶段并且剩余的生命时间长于成年人，被认为对射线更加敏感。有研究表明，接受相同的电离辐射剂量，儿童罹患白血病、头部肿瘤、皮肤癌和甲状腺瘤的概率要高于成年人 (UNSCEAR 2013 Report)。皮一飞等基于第三代数字体模 RPI Adult Male (RPI-AM) 和 RPI Adult Female (RPI-AF)，成功研制基于中国人人群解剖和生理特征的系列体模 (USTC 系列体模)(Pi et al., 2017)，并成功应用在 MDCT 实际模拟之中。结果表明，相对于白种人，中国人在相同照射情况下接受了更高的辐射剂量。同时，在相同的照射条件下，未成年人器官剂量和有效剂量数值要明显高于成年人并且剂量数值随年龄的减小而增加。

梁保辉等利用 VirtuaLDose 模拟了不同 CT 扫描方案的儿童眼晶状体剂量 (梁保辉等，2015) 以及不同肥胖患者器官剂量 (Liang et al., 2016)。朱学俊等利用 VirtuaLDose 模拟腹部 CT 扫描中各因素对受检者有效剂量的影响 (朱学俊等，2015)。

4.2.4　介入中的器官剂量

王遥等利用美国伦斯勒理工学院的 RPI-AM 体模研究医生在肝动脉化疗栓塞手术中不同站姿下的眼晶状体辐射剂量，并比较铅面罩和铅眼镜对眼晶状体的辐射防护效果 (王遥等，2016)。冯铠和霍万里等利用美国伦斯勒理工学院的 RPI-AM 和 RPI-AF 体模、USTC 模型、肥胖人模型以及孕妇模型等开发了一款针对介入治疗患者的器官和组织辐射剂量在线评估软件 VirtualDose-IR(冯铠等，2017)。

4.3　放射治疗的应用

4.3.1　前列腺外照射治疗的共轭蒙特卡罗方法

RPI 的博士生 Brian Wang 使用 VIP-Man 体模腹部的一部分进行研究，发展并证明了前列腺癌治疗过程中三维适形放疗的外照射束的方向可以用共轭蒙特卡罗 (adjoint Monte Carlo，AMC) 方法进行优化 (Wang et al.，2005b)。AMC 方法广泛应用于核反应堆物理的研究，但从未在真实三维病人解剖结构的治疗计划领域得到过应用。采用已经在 MCNP 程序中建立好的 VIP-Man 体模和多群共轭截面，可以测试该理论在临床上的应用。这项工作是和美国橡树岭国家实验室 (ORNL) 的以色列核工程师 Moshe Goldstein(在一次学术休假中第一次提出该想法) 以及当时在奥尔巴尼医疗中心当临床治疗物理师的 Narayan Sahoo 一起合作展开的。在该研究中，VIP-Man 体模的前列腺 (PTV)、直肠和膀胱 (OAR) 的共轭通量是在一个以 PTV 的重心为中心，半径为 1 m 的球面上进行计算的 (Wang et al.，2005b)。该研究定义了一个 "重要" 系数，即 PTV 剂量与加权 OAR 剂量的比值，并对每个可用的光束都计算了该系数，用以选出最佳的射束角度。最后，通过使用正向蒙特卡罗方法来计算出 PTV 和 OAR 的剂量。该研究表明，根据真实病人的三维解剖信息并使用 AMC 方法优化外射束方向是可行的。此外，该研究也提出，该方法在临床上应用之前仍存在需要解决的问题 (Wang et al.，2005a)。

4.3.2 质子放射治疗中的非靶器官剂量

RPI 的博士生 Brian Wang 与来自麻省总医院的 Harald Paganetti 合作进行了一项独立研究，采用 VIP-Man 体模估算质子放射治疗后的器官剂量以及继发性癌症发生的风险 (Jiang et al.，2005)。

4.3.3 IGRT 中的呼吸管理

从 RPI 毕业以后，Chengyu Shi 同 RPI 的博士生 Juying Zhang 一起合作，用具备呼吸模拟功能的 4D VIP-Man 体模进行肺癌的图像引导放射治疗 (image-guide radiotherapy，IGRT) 研究 (Zhang et al.，2008c)。为了将基于几何的建模拓展成基于物理的建模，Eom 等 (2010) 采用有限元分析法来开发模拟病人呼吸运动的特殊病人体模。

4.3.4 近距离放射治疗测定

RPI 的研究生 Matt Mille 与塔夫斯大学的 Mark Rivard 合作 (Mille et al.，2010)，使用 RPI 成年女性体模来模拟正在进行乳腺球囊式近距离放射治疗的病人。研究采用蒙特卡罗模拟来比较 ^{192}Ir 源或者电子源的治疗剂量。这项研究结果表明，最近发展的微型 X 射线源对远离治疗区域的器官和组织的放射剂量较低，能够为病人提供更好的治疗。

4.3.5 放射治疗在 IGRT 中的图像剂量

Jianwei Gu 和他的合作者使用 VIP-Man 体模计算 IGRT 产生的器官剂量 (Gu et al.，2008a)。研究考虑了两种电压成像模式：KV 级 CBCT 和 MV 级 CBCT。结果表明，KV 级和 MV 级 CBCT 对头部与颈部扫描时甲状腺受到了最大的剂量，对前列腺扫描时膀胱受到了最大的剂量。两种电压模式的头颈部以及前列腺扫描的有效剂量都处于相同水平。该研究为治疗计划及风险评估中器官剂量与有效剂量的计算提供了一个有效的方法。另一项研究计算了 KV 级 CBCT 和 MV 级 MDCT 对前列腺的剂量 (Ding et al.，2010)。结果表明，标准 IGRT 过程中的成像剂量高到需要对治疗过程进行修正。

4.3.6 质子放射治疗

Bin Han 在他的博士工作中与来自麻省总医院的 George Chen 合作，使用蒙特卡罗模拟来评估时间分辨质子量级的望远镜 (time-resolved proton range telescope，TRRT) 的性能 (Han et al.，2011)。这项研究对 230 MeV 质子穿过位置灵敏探测器、病人 4DCT 体模和闪烁探测器的过程进行了追踪。他们使用重构算法推导出了质子水当量长度 (water equivalent length，WEL)，该重构算法采用线性质子轨迹来提高图像质量，并使用了三张病人的 4D CT 图像来测量 WEL 的变化以及肿瘤的运动。模拟结果显示，WEL 图中的肿瘤运动轨迹与直接的 4DCT 测量相比，误差小于 1 mm。

中国科学技术大学放射医学物理中心的霍万里与麻省总医院的 Hsiao-ming Lu 合作，将患者 CT 与蒙特卡罗方法相结合，来研究基于时间分辨的单一探测器质子成像系统的成像性能 (Huo et al.，2017，2018)。这个研究基于 Mevion HYPERSC-AN™ 质子笔形束扫描加速器机头的蒙特卡罗模型，使用 TOPAS 构建了一个仅使用了一个平板探测器的质子成像系统。在该质子成像系统的模型上，他们基于 CT 数据，模拟了一个头部的质子影像，并且使用 4DCT 模拟了一个 4D 的肺部肿瘤质子影像。在肺部肿瘤质子影像上，肿瘤的位置和等效水深度随呼吸运动的变化都清楚地观察到。测量数据和模拟光斑尺寸之间的平均差异为 (0.2 ± 0.2) mm。在所有测量深度下，TOPAS 模拟和实验测量之间的积分深度剂量差异小于 0.6%。

4.3.7　射野外器官剂量估计

RPI 的 Dorgu 在他的硕士学位论文中用 ATOM 物理体模研究了头部和颈部调强放射治疗 (IMRT) 中射野外的器官剂量。在三维适形 (3DCRT) 和 IMRT 中，病人在接受外部射线照射时，由于泄漏和散射的原因，其射野外的器官也会受到辐射。该研究主要关注由治疗设备的裂漏以及射线在体模内的散射造成的射野外器官吸收剂量。研究采用男性解剖体模 ATOM，模拟了一个头颈部复杂分布的肿瘤案例 (鼻咽癌) 实施 IMRT 的情况，记录了由此产生的次级散射辐射剂量。所用的物理体模有两种构造形式，一种是直接采用完整的体模，另外一种是将体模的待治疗区域去掉并用泡沫聚苯乙烯代替用以将体模内的散射辐射降低到可以忽略的水平。研究比较了 Varian Clinac(TRILOGY) 和 TomoTherapy Hi-Art II 两套放射治疗系统在相似的条件下 (同样的能量、同样的治疗计划) 的射野外器官剂量。研究的射野外器官包含了大脑、肺、食道、肝、肾、胃、前列腺、膀胱和睾丸。研究结果显示，两套治疗系统的总射野外器官剂量趋势相似。然而在散射所致剂量和总剂量的比值上却有很大的区别。在 TRILOGY 系统中，对不同的射野外器官，散射所致的剂量贡献占总剂量的 25% 至 0%，相应的泄漏辐射的贡献为 75% 至 100%。而对 TOMO 系统而言，散射的剂量贡献为 75% 至 0%，泄漏辐射的则为 25% 至 100%。研究表明，不同的放射治疗方法需要发展相应的方法来降低放疗患者辐射导致的继发性癌症风险。

美国国家癌症机构 (National Cancer Institute，NCI)(Lee，2017) 开发了与 RPI 的 VirtualDose 软件功能类似的软件 NCICT。这些软件具有计算 CT 剂量和荧光透视剂量的功能。Mille 等 (Mille et al.，2017) 建立了一套结合 X 射线体素蒙特卡罗 (XVMC) 代码的软件，使用体模计算射野外的放射治疗剂量。他说，为了这个目的，一个详细的治疗用的头部蒙特卡罗模型是没有必要的。

目前，关于中国医院放射治疗后继发性癌症的研究很少。USTC 的博士生齐雅平等 (Qi et al.，2017) 测量了中国医院用于食管癌的调强放射治疗 (IMRT) 射野外的器官吸收剂量，并评估了继发性癌症的风险。剂量测量基于热释光剂量计 (TLD) 和代表成年男性的 ATOM® 体模。将超过 100 个 TLD 芯片放置在 35 个不同的器官位置中，并将一组相同的 TLD 设置为背景对比。根据电离辐射 (BEIR)Ⅶ方法的生物效应，使用测量的剂量来计算继发性癌症风险。研究结果表明，射野外器官剂量很大程度上取决于器官部位与靶区等中心之间的距离。器官剂量随着与靶区等中心的距离的增加呈指数下降，并且对于小于 15 cm 的距离，器官剂量下降得更快，几乎下降了 99.55%。与 Pinnacle 治疗计划系统 (TPS) 的计算结果相比，TPS 中大多数射野外器官剂量被低估，而膀胱、前列腺和睾丸等远端器官的低估百分比达到 100%。这是由射野外器官接受二次辐射，即患者、准直器散射、机架头部的泄漏等造成的。

USTC 的博士生 Suleiman(Suleiman et al.，2019；Suleiman，2019) 在他的博士学位论文中运用蒙特卡罗软件 MCNPX 和 USTC 系列不同年龄不同性别的计算机人体模型，对接受 ^{60}Co 近距离后装放疗和外照射放疗 (external beam radiation therapy, EBRT) 的视网膜母细胞瘤以及宫颈癌患者的危及器官吸收剂量进行了模拟，并利用国际通用的 BEIR-Ⅶ模型初步评估了其发生继发性癌症的风险。其中，放射源的模拟包括 ^{60}Co 加速器机头的建模以及施源器模型的构建，人体模型包括 5~15 岁年龄段的儿童以及成年患者模型，放射治疗的照射方案设计是以坦桑尼亚临床放疗的实际情况为基础，对这两种常见的放射治疗技术进行了较为深入研究。研究发现，单侧视网膜母细胞瘤的 EBRT 过程中产生的非靶区器官剂量显示，靠近靶区的器官，如大脑、唾液腺和甲状腺，从散射光子中吸收了非常高的剂量。研究还发现，光子对特定器官的剂量取决于患者的年龄。年轻的患者对电离辐射更敏感，而且大部分身体暴露在辐射下，导致非靶区器官从治疗头受到了更高剂量的照射。对于 5 岁的孩子来说，其大脑位于射束方向且其甲状腺靠近靶区，所以患继发性癌症的风险会更高，分别达到 $3.58×10^2$ 和 2.81(每 100000 人)。对于 10 岁的孩子及成年男性来说，大脑患继发性癌症的风险分别达到了 $2.83×10^2$ 和 $2.14 × 10^2$(每 100000 人)，甲状腺的风险分别达到了 1.86 和 $2.33 × 10^{-1}$(每 100000 人)。在宫颈癌的治疗中，近距离后装放疗 (brachtherapy, BT) 和 EBRT 在膀胱内的最高吸收剂量分别为 $6.98 ×10^{-2}$ Sv/Gy 和 $5.74 ×10^{-2}$ Sv/Gy。BT 对膀胱的剂量比结肠高

0.0064 倍, EBRT 则高 0.057 倍。对于 35 岁接受 HDR-BT 以及 EBRT 的患者来说,其结肠患继发性癌症的风险都更高, 分别达到 1.06×10^{-3} 与 9.75×10^{-5}(每 100000人)。总的来说, 外照射放疗和高剂量率近距离放疗对宫颈癌和单侧视网膜母细胞瘤患者的所有部位的继发性癌症风险都低于基准风险。这些工作可以为包括坦桑尼亚在内的发展中国家利用 ^{60}Co 进行放射治疗提供数据支持, 并对临床治疗方案的优化设计提供参考。

第 5 章　讨论和结论

　　附表 1～附表 3 可能并没有涵盖以往文献所报道的所有计算机体模。由于这些体模是按照作者提供的描述进行分组的，因此将这些模型分成三种类型也不一定准确。尽管如此，我们仍然可以根据这些表来描绘和分析体模发展的趋势，如图 5-1 所示。有趣的是，自 20 世纪 60 年代体模问世以来的 50 多年里仅仅出现了 38 种不同的程式化计算机体模。20 世纪 80 年代，随着名为 Cristy 和 Eckerman 的程式化家庭体模的问世，程式化体模的发展达到了顶峰，并作为辐射防护剂量学的实际标准被广泛地采纳 (Cristy and Eckerman，1987)。第二代体素化体模在 20 世纪 80 年代首次出现并且在 21 世纪初逐渐达到顶峰，在 2000 年到 2014 年间，全世界共研发了 85 种体素化体模。相比较而言，BREP 体模是在 21 世纪初才首次出现，但是到 2014 年就已经研发出了 287 种，其中大多数都是在过去的短短几年里被报道的。将这三种体模类型的数据同时展现在图 5-1 中时，我们可以很明显地发现，开发新体模的研究基本符合指数增长模式。鉴于辐射防护剂量学领域几十年来大量使用程式化体模，我们预测体素化体模和 BREP 体模可能会有与程式化体模类似的发展趋势。正如畅销书《奇点迫近：当人类超越生物学》的作者 Kurzweil 所说的那样，在这一点上，我们错误地估计了体模的发展趋势，正如我们经常错误地估计技术发展的总体趋势一样。

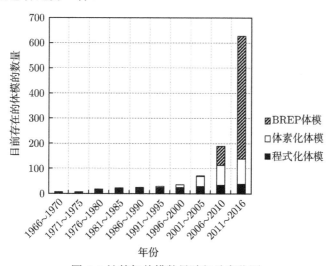

图 5-1 计算机体模数量随年份变化图

　　由图 5-1 可知,由于近 10 年来体素化体模和 BREP 体模数量的快速增长,自 1966 年以来,不同类型计算机体模的数量呈指数增长 (注:在绘制这幅图时,从模型在文献中被报道的年代开始被计入随后年代里)。

　　一个重要问题是:为什么计算机体模会按照这样的方式发展?虽然器官和组织的数学表达式早在 20 世纪 40 年代就已经应用于体内放射性核素的剂量学研究中,但是直到 20 世纪 60 年代才出现第一个拟人化的体模。在 20 世纪 70 年代至 80 年代,这些程式化体模的复杂程度显著增加。程式化体模的发展首先始于对每个器官质量的确定,然后是使用简单的几何体来模拟器官以及整个成年人个体。对"参考人"的整个身体进行建模并尽可能真实地定义器官位置、形状、体积和质量的想法一直延续到现在。20 世纪 80 年代,当特定年龄和特定性别的系列体模被系统地记录 (Cristy and Eckerman,1987) 并且在内照射、外照射辐射剂量测定,医学成像,以及放射治疗等科研领域中得到广泛应用时,程式化体模的发展达到了顶峰。在那个时候,很多科研人员已经开始接触蒙特卡罗程序和个人计算机。当时,作者正在美国得州农工大学用 24 台搭载了英特尔 486 处理器的计算机和第三版的 MCNP 程序做自己的博士研究课题 (Reece et al.,1994;Xu et al.,1995;Xu and Reece,1996;Reece and Xu,1997)。

　　20 世纪 80 年代前,美国橡树岭国家实验室所做的关于程式化体模的研究在计算机体模的历史中发挥了重要作用。20 世纪 80 年代初,GSF 修改了 ORNL 开发的 MIRD-5 体模并制作出了不同性别的成年人体模。20 世纪 90 年代研发出来的孕妇和脑/头部模型,也和美国橡树岭国家实验室早期的工作有着紧密的联系。美国橡树岭国家实验室的科学家还直接参与了核医学学会 (SNM) 的 MIRD 委员会的工作,并对必要的标准化进程起到了推动作用。很显然,科研人员之间的密切合作是成功开发出第一代计算机体模的关键因素。然而,并非所有的第一代模型都在历史上享有相同的知名度。事实上,除美国宇航局之外,人们对于隶属于第一代体模的 CAM 和 CAF 体模知之甚少。20 世纪 90 年代初,计算机体模的发展进入了一个令人兴奋的新纪元,标志着体素化体模时代的到来。由于迅速发展的计算机和医学成像技术变得更加普及,计算机体模的研究已经不再仅限于少数几个研究小组。

　　20 世纪 80 年代末期,对具有解剖学真实性体模的需求驱动着第一代程式化体模向着体素化体模转变。现代计算机和医学成像技术的出现更为研究者提供了极大的帮助。然而,20 个世纪 90 年代,研究人员们尚不清楚体素化体模将发挥什么样的作用。如果体素化体模取代程式化体模而作为辐射防护的标准,剂量估计的准确性可以提高多少?正如 Caon (2004),Zaidi 和 Xu (2007) 所说,已经有明显的迹象表明,制作体素化体模的方法并不是十分理想。例如,在原始图像上分割出各个组织和器官是一个十分费力且烦琐的手工过程,这个过程需要数月甚至是数年才能完成。一些体素化体模是以相对较厚的切片图像为基础制作的,因此这些体素化体模的解剖精确度将不可避免地受到影响。由于在图像分析的过程中经常需要使用解剖学上的假设,所以即使到了今天,研究者们也能就什么才是一个令人信服的人体图像分割程序达成共识。由于胃肠道中的某些器官的图像对比度较差,因此,如果不使用造影剂,在 CT 图像上将它们分割出来几乎是不可能的。最后,还有一个关于如何选择体素大小的问题。虽然 2 mm ×2 mm ×2 mm 的体素看起来适用于绝大多数的器官,但是这种尺寸的体素划分对描绘那些体积较小并且对辐射敏感的器官而言并不够精细。由于这个原因,大多数现有的体素化体模的皮肤被人为地定义为最外层的一层体素。对红骨髓和骨表面 (被明确建议需要进行辐射防护剂量计算的组织) 这两种辐射敏感组织进行分割也尤其困难。因此,红骨髓和骨表面的剂量通常使用包含了其他骨组织剂量的算法来计算。值得注意的是,基于尸体图片的体模提供了一个明确区分出红骨髓的机会。例如,Xu 等 (2000) 首次报道了使用 0.33 mm×0.33 mm 分辨率的彩色像素获得的全身红骨髓分布。后来,几个正在发展中的以尸体为基础的体模 (Zhang et al., 2009) 也采用了这种方法。

　　因为缺乏标准化的程序,虽然目前已经有很多的体素化体模以及相关的剂量数据,却没有办法去比较它们之间的精确度。虽然体素化体模是人体解剖结构的真实反映,但体素化体模往往仅能反映某个特定个体的情况 (因此不能代表一个群体的信息)。很多认为一个单一辐射防护体模可以代表平均人群的开发人员,对于两个同样依据真实情况制作的体素模型之间竟然会有如此大的解剖学差异表示非常惊讶。“参考人” 的方法需要这样一个计算机体模,它要能够与某个特定性别和年龄组中具有平均身高和体重的个体相匹配。通过回顾以往文献可以发现,为了与 ICRP89 号报告推荐的解剖数据相匹配,许多开发人员通过调整原始图像数据中的器官大小来修正原来的体素化体模。当开发人员这样做时,这些经过调整的体素化体模实际上已经失去了它们的个体特征——这个缺点也正是先前程式化体模所具有的缺点。

　　区别现行 ICRP 辐射防护体系下辐射防护需求的 “人口平均” 前瞻性剂量和对事故剂量重建、药物剂量跟踪或流行病学研究需求的 “个性化” 回顾性剂量之间的差异是非常重要的。ICRP 机构认为,只要参考人的器官剂量和有效剂量估计值保持在 ICRP 剂量限值之下,则可以认为工作人员和公众是安全的。该参考人模型是根据 ICRP89 号报告定义的人群平均解剖学和生理学特征建立的一个假想个体模型。换句话说,ICRP 的辐射防护剂量系统并不需要测定每一个被照射人员的 “真实剂量”。按照 ICRP 对于辐射防护剂量学的建议,应该做到以下几点:①评估外照射 (例如,通过测量和某个物理量 (比如通量) 相关的数据) 和体内的摄入量 (例如,通过生物测定体内放射性物质的量);② 使用 ICRP 的参考剂量系数 (例如,单位通量或单位吸入放射性活度的有效剂量) 将这些物理量转换为器官剂

量或有效剂量 (ICRP，2007)。同样的，个人剂量计的使用需要将组织等效材料下 1 cm 处测量的"深部剂量当量"与"有效剂量"进行比较。然而这些剂量系数被设计成只应使用 ICRP 计算机体模 (例如平均参考人模型) 和参考生物动力学模型来计算 (ICRP，2009)。这就意味着，根据 ICRP 辐射防护系统的设计，在本书中出现的非参考计算机体模不能用来计算有效剂量。那么本书提到的非参考体模的用途又是什么呢？对于 ICRP 而言，这些非参考计算机体模仅仅用来帮助评估将 ICRP 计算机体模作为参考模型导致的潜在不确定性。然而，在发生事故的情况下或在流行病学研究中评估剂量响应函数时，当参考工作人员所受到的有效剂量被认为高于剂量限值时，应该对受照个体的实际器官剂量进行评估。在这种情况下，任何能够代表不同年龄、身高和体重的男女个体的计算机体模都应该被使用。同样，ICRP 辐射防护体系并不适用于医疗辐射照射。一个很好的例子是，需要对那些不受 ICRP 职业剂量限值的病人提供 CT 剂量报告。在这种以及其他潜在的医学剂量学应用中，研究者不再被强制使用 ICRP 计算机体模或者参考生物动力学模型来限制他们的计算。事实上，一系列非参考体模已经被用于 CT 剂量报告中 (详见www.virtualphantoms.com)。因此，得益于其所包含的个体相关信息，这篇文章中包含的许多体素和 BREP 体模非常适用于追溯性个人剂量计算。

　　展望未来，根据上面的描述，改变 ICRP 辐射防护的观念是否必要和可行？如果可行，研究人员应该如何参与其中？BREP 体模的出现已经证明了开发新一代体模的可行性，新一代体模可以代表更大范围身高和体重的个人，以及更复杂的器官拓扑结构，这是即使在 10 年前也基本不可能实现的。因此，出于辐射防护的目的，我们应该超越"参考人"那样的范式吗？为什么我们不在每次剂量计算时都采用一系列模型来量化"不确定度"呢？毫无疑问，也许就像 20 年前体素化体模即将出现时的情形一样，我们现在正处在十字路口上。由不同的研究团队开发出的多种多样的人类体模反映出了人与人之间真实的差异性并且最终反映了辐射剂量估算中的基础不确定度。

　　本书还揭示了一个经常在科学范畴被忽视的人为因素。在体素模型的发展历史上，Zubal 是首批根据双方协议实现与其他用户自由共享原始图像数据的研究者之一。关于被用户修改的体模的知识产权问题，在研讨会上引起了一段时间的激烈辩论。对于一个研究者而言，命名一个由他或她创造的体模在技术层面上来讲通常是非常必要的。然而，由于开发一个体模的四个步骤中的每一步都可以由不同的研究组进行，所以并不清楚谁应该拥有这个专利。比如，当一个人获得了原始图像并进行了分割，但是另一个人进行了额外的图像处理和修改并且将数据用蒙特卡罗代码表示了出来。这种改动实际上产生了一个独一无二的体模，并且为了研究方便而对体模进行合适的命名也是很有帮助的，尽管涉及其中的人们并不总是认可这种产品的知识产权。这种担心也是导致一些研究者选择不共享体模的部分原因。另外有也研究者担心共享会导致很多的体素化体模出现，这样会削弱他们在该领域的优势。

计算机体模的发展历史已经表明，是应用的需求而不是政策制定的需求推动了体模的发展，这同样也决定了技术进步的进程。例如，为了满足心脏运动成像模拟的需要，Segars 等 (2001) 采用二次曲面发展出的 MCAT 体模以及 Segars(2001) 使用 NURBS 技术开发的基于超二次曲面方程的 NCAT 模型。Xu and Shi(2005) 将 "基于几何" 的呼吸算法应用到 NCAT 体模中并将其用于放疗中。随后，Eom 等 (2010) 为了理解和 "预测" 呼吸对放射治疗的影响，开发出了 "基于物理" 的呼吸模拟 4D 体模。Lee 等 (2007) 使用同样的方法开发了大小可调的儿童体模。Xu 等 (2007) 开发的基于 BREP 的怀孕女性模型和 Stabin 等 (2008) 的研究也都是应用驱动的研究实例。在未来，应用驱动的研究可能会继续主导该研究领域。

如图 5-1 所示，基于 BREP 的体模在未来的体模研究中会越来越受欢迎。NURBS 几何形状灵活并且计算效率高，但是对于那些具有复杂拓扑结构的器官，使用该方法可能会丢失一些细节的信息。另一方面，多边形模型可以用来创建具有非常光滑的表面以及极精细解剖细节的模型，但是要以创建很多顶点作为代价。人体具有复杂的器官表面和独特的形状，因此人体几何建模是一个不小的挑战。心脏和呼吸运动的频率为 10~100 次/s，使用网格模型可能仍然是可以接受的。然而，以前的工作也同样表明，NURBS 图元很容易被实时和非实时的应用所采用。因此，对某一应用的具体策略很可能是根据具体应用和用户的偏好决定的。不论 BREP 的数据结构如何，目前都迫切需要开发可以简化流程的应用软件。

展望未来，以下问题应该在未来 5~10 年的研究中解决：

(1) 与 ICRP89 号报告相兼容体模的对比。

全球范围内的十几个研究小组已经开发出了基于实体解剖的体模和与 ICRP89 号报告相兼容的体模。然而，各个体模中器官的位置和形状都是不同的。体模之间 (其中一些体模代表亚洲人种而不是欧美白种人) 以及和 ICRP 参考体模之间的剂量学差异尚未被很好地解释。我们真正需要的是对这些体模进行系统的比较，并对由器官拓扑结构差异引起的剂量差异进行定量分析。

(2) 在辐射防护领域实现参考人范式的转变。

有关辐射防护体模的研究受到了 "参考人" 概念的影响。这种方法需要一个参考计算机体模来与人群平均身高、平均体重值相匹配。然而，身体大小和器官形状的解剖学差异可能在器官剂量估计时导致 100% 的偏差。所以使用 ICRP 参考计算模型会带来很大的不确定度。未来的辐射防护系统可能需要对这种不确定性进行量化并且减少这种不确定度 (使不确定度达到 30% 的水平甚至更少)。为了实现这个目标，ICRP"参考人" 的方法必须进行改进，比如可以通过将参数为均值 (50%) 的体模扩充为在 10% 到 90% 范围内变化的体模，以及在每个性别和年龄组中增加体重超标的体模。从人口调查中得到的人体测量数据可以用来评估身体和器官的分布趋势。体重指数和躯干高度指数可以用于将一个特定的人和扩展的参考体模数据库进行匹配。现在，这些体模已经被用于病人的剂量回溯和意外事故的剂量重建研究中。可以预期，ICRP 在不久的将来可能会在前瞻性剂量研究方面采用这种体模。

(3) 基于物理的变形建模方法。

运动仿真 4D 计算机体模将在理解和管理放疗与医学影像中的器官运动方面发挥越来越重要的作用。目前，使用基于 BREP 的方法，已经完成了心跳和呼吸运动的模拟工作。由于这些体模含有特定病人的一些如 4DCT 等类型的影像数据，因此可以提供一个真实的器官运动模拟。这些体模的局限性在于它们只提供了病人被观察时的器官运动，这些体模没有能力去实际预测可能发生在这个个体身上的其他运动变化。为了模拟运动的变化，需要准确地处理器官表面间的相互作用。有限元分析方法的优点是以物理为基础，并且可用于单个和多个器官的形变配准。此外，目前的内部剂量模型是基于静态的三维肺部解剖。将放射性颗粒在可变形呼吸系统的不同部分间的空气动力学流动考虑在内的体模，将会在未来的十年间被开发出来。

(4) 使用先进几何形状的蒙特卡罗模拟。

模拟辐射输运的蒙特卡罗程序最初是被设计用于核工程和高能物理方面的研究。虽然这些代码包含优秀的辐射物理算法，但是由于软件工程设计差，它们只能处理简单几何形状的问题。这导致了目前计算机体模研究中存在以下三个问题：① 在这些蒙特卡罗程序中，各种具有复杂解剖学特性的体模蒙特卡罗的实现需要烦琐的手动处理。② 目前基于 NURBS 或网格的体模在用于蒙特卡罗程序之前必须被转换为体素化体模 (但是正如前面讨论的那样，几个研究小组已经开始解决这个问题)。③ 现有的蒙特卡罗代码无法处理 "动" 的目标，如动态的心脏或肺。在核工程研究领域，关于如何将 CAD 软件中定义的对象转化为可以被蒙特卡罗程序处理的对象的研究已经进行了很多年。开发用于蒙特卡罗辐射输运计算的、可以蒙特卡罗直接处理 NURBS 和网格几何对象的高效新射线追踪算法还需要进一步的研究。在未来十年里，开源蒙特卡罗代码将被广泛采用。在不久的将来，随着云计算以及诸如 GPU 或者其他协处理器的硬件加速应用于蒙特卡罗方法中，计算一个全身体素化体模或者 BREP 体模的剂量有望在几秒内完成 (例如，参见作者课题组 Liu 等 (2014, 2017) 和 Su 等 (2014) 的工作)。这样的近乎实时的蒙特卡罗方法很可能会进一步推动计算机体模向第四代体模 ——"为病人定制的体模" 发展。

作者在 2000 年发表的一篇关于 VIP-Man 体模的文章预言了体素和 BREP 表面几何的优点会最终被结合起来 (Xu et al., 2000)。文中所述如下：

"为了制定辐射防护标准，最终这两种类型的模型可能会互相结合进而形成一种能够被辐射防护界所接受的新一代 '混合' 模型。这种用于辐射防护的新一代模型应该能够真实准确地代表主要的辐射敏感组织和器官，并且能够灵活地通过比例缩放来代表不同类型的人群。计算机将会变得强大到可以对非常复杂的模型进行处理。"

　　如图 5-1 所示，在不到 10 年的时间里，所谓的 "混合" 型计算机体模已经被开发出来。在 2019 年后的 10 年中，计算机体模的研究进展将再次按照指数模式增长。越来越个性化的全身计算机体模将被开发出来并用于各种临床应用。这些体模将包括基于物理的可变形解剖结构，因此可以从生理学上真实地描述与心跳和呼吸运动相关的实时多器官形变。通过多种扫描设备获得的信息，这些体模也将拥有器官和细胞水平的生理信息和功能性信息。在肿瘤放射治疗的背景下，随着计算放射生物学方面取得的突破性进展，通过解释和运用基因组数据，个性化放疗将会迎来一个新纪元。同时，到 21 世纪 20 年代末，高效的硬件设计 (如 NVIDIA GPU 和英特尔协处理器) 将会使计算机的计算能力达到百亿亿次，从而使得对下一代计算机体模进行实时的蒙特卡罗计算成为可能。本书中回顾的计算机体模的 60 年历史清楚地表明放射学工程师、计算机科学家、生物学家和临床医生之间的协调与合作将是未来研究工作成功的关键。

附　录

附表 1　程式化计算机体模，根据其研发单位的拼音顺序依次列出，信息包括研发单位、体模名称、数据类型、模拟的人种类、模拟的解剖学特性、是否被设计用于电离辐射或者非电离辐射以及参考文献

研发单位	体模名称	数据类型	人体种类	解剖学特性	电离（I）或者非电离辐射（N）	参考文献
巴巴原子能研究中心，印度	BARC WBC Phantoms（4个体模）	二次方程	印度成年男性	这组体模代表了 BOMAB 体模、BARC 参考体模和国际放射防护委员会参考体模的缩小版	I	Bhati et al., 2011
辐射防护局，加拿大	Mathematical Models of the Embryo 和 Fetus（4个体模）	二次方程	在8周、13周、26周.38周妊娠期的白种人孕妇	体模包括不同妊娠阶段的胚胎至胎儿，不包括橡树岭国家实验室孕妇体模。专为涉及商业航班的剂量研究而设计	I	Chen, 2004
釜山加图立大学，韩国	Korean Male	二次方程	韩国男性	根据韩国科学与技术术部的参考值将 MIRD 体模的身体外部特征以及内部器官进行修改得到	I	Kim J S et al., 2010
国家航空航天局，美国	CAM	二次方程	白种人成年男性	一个具有平均身高和体重的站立的美国空军成年男性。拥有超过1000个几何曲面和2450个固体区域	I	Billings and Yucker, 1973
国家环境与健康研究中心，德国	ADAM 和 EVA	二次方程	白种人成年男性和成年女性	根据 ORNL MIRD-5 体模外部剂量评估修订而得到的针对不同性别的体模。包括了乳房的大小等一些小的解剖结构改变	I	Kramer et al., 1982
汉阳大学，韩国	KMIRD	二次方程	韩国成年男性	根据韩国人体测量数据，把橡树岭国家实验室中的成年男性体模的外体和内脏进行修改	I	Park et al., 2006
核技术研究所，葡萄牙	ITN WBC Phantom	二次方程	白种人成年男性	男性 BOMAB 参考体模的数学模拟	I	Bento et al., 2011

续表

研发单位	体模名称	数据类型	人体种类	解剖学特性	电离（I）或者非电离辐射（N）	参考文献
粒子技术和辐射成像教育部重点实验室，中国	CMP	二次方程	中国成年男性	由亚洲参考人与中国参考人构建的一个计算机体模	I	Qiu et al., 2008
名古屋工业大学，日本	Japanese Infants (2个体模)	二次方程	3岁日本儿童	由均匀的球形模型与三个独立肌肉组织的椭球模型来表示婴幼儿	N	Hirata et al., 2008
橡树岭国家实验室，美国	Fisher-Snyder Phantom (MIRD-5) and others (6个体模)	二次方程	新生儿，1岁，5岁，10岁，15岁以及成年白种人	第一个代表了同体雌雄成年人内照射剂量学模型。器官重量、体重和身高对应于ICRP23号报告推荐的平均值，后来，由其他人研发了特定年龄的体模	I	Fisher and Snyder, 1966, 1967
	Pediatric Phantoms	二次方程	新生儿，1岁，5岁，10岁以及15岁的白种人	基于文献中每个年龄段建立的个体模	I	Deus and Poston, 1976; Hwang et al., 1976; Jones et al., 1976
	Cristy-Eckerman Family Phantoms (6个体模)	二次方程	成年白种人	基于橡树岭国家实验室的MIRD-5等体模，其中包括了15岁的男/女体模	I	Cristy, 1980; Cristy and Eckerman, 1987
	Pregnant Women (3个体模)	二次方程	在3个月、6个月及9个月妊娠期的白种人孕妇	在三个不同妊娠阶段，通过加入子宫内容物包括胎儿、胎儿骨骼和胎盘，修改成程式化的成年女性	I	Stabin et al., 1995
约翰霍普金斯大学，美国（与原北卡罗莱纳大学）	MCAT	二次方程	白种人成年男性	应用于影像学的带有呼吸门控器官运动信息的三维和四维心脏躯体模型	I	Pretorius et al., 1997; Tsui et al., 1993, 1994

附表 2　体素化计算机体模，根据其研发单位的拼音顺序依次列出，信息包括研发单位、体模名称、数据类型、模拟的人体种类、模拟的解剖学特性、是否被设计用于电离辐射以及参考文献

研发单位	体模名称	数据类型	人体种类	解剖学特性	电离(I)或者非电离辐射(N)	参考文献
奥地利理工学院，奥地利	MATSIM Head MATSIM Torso	CT	国际空间站宇航员	基于 MATROSHKA RANDO 的体模	I	Beck et al., 2011
波兰科学院，波兰	NUNDO	CT	成年男性	RANDO 物理体模的躯干模型	I	Puchalska et al., 2014
伯南布哥州联邦大学，巴西	MAX	CT	白种人成年男性病人	基于 VOXTISS8 体模并调节至 ICRP89 号报告的参考人	I	Kramer et al., 2003
	FAX	CT	白种人成年男性和成年女性病人	躯干、颈部和头部的影像来自一名 37 岁女性的 CT 扫描。腿和脚的影像来自一名 62 岁女性的 CT 扫描。头部和手臂都来自 MAX 体模	I	Kramer et al., 2004
	MAX06 和 FAX06	CT	白种人成年男性病人和成年女性病人	通过在骨骼中添加更多细节、扩展 MAX 和 FAX体模以便更好地匹配 ICRP89 号报告的参考人的值	I	Kramer et al., 2006
布鲁克斯空军基地，美国	Visible Man	彩色照片	39 岁的白种人男性尸体	可视人计划，定义了 40 多个组织	N	Mason et al., 2000; Wang et al., 2004a

续表

研发单位	体模名称	数据类型	人体种类	解剖学特性	电离(I)或者非电离辐射(N)	参考文献
达曼大学，沙特阿拉伯	Saudi Phantom	CT	身高 173 cm，体重 77 kg 的沙特阿拉伯男性	轮廓数据来源于沙特阿拉伯平均身高和体重的男性 CT 扫描图片，内部器官根据 ICRP 参考数据得到	I	Ma et al., 2014
达姆施塔特工业大学，德国	HUGO	彩色照片	39 岁的白种人男性尸体	可视人计划，共定义了 32 种组织	N	Gjonaj et al., 2002
范德堡大学，美国	Gibbs Phantoms	X 射线图像	典型白种人女性尸体	由 X 射线图像研制的体模。包括头部、躯干和近端四肢	I	Pujol and Gibbs, 1982; Gibbs et al., 1984, 1987
佛罗里达大学，美国	UF 2 Month	CT	6 个月的白种人男性尸体	一个相当于 2 个月大的男性体素化体模，代表了一个患病的孩子	I	Nipper et al., 2002
	UF Newborn	CT	出生 6 天的白种人女性新生儿尸体	正常出生 6 天的女性新生儿体模；用出生 1 个月病人的 CT 图像创建躯干部，用出生 2 个月的男性病人的 CT 图像创建肾上腺。	I	Nipper et al., 2002
	UF Series A (5 个体模)	CT	9 个月、11 岁和 14 岁男性病人；4 岁和 8 岁女性病人	UF 儿童体模系列，没有胳膊和腿	I	Lee et al., 2005

续表

研发单位	体模名称	数据类型	人体种类	解剖学特性	电离(I)或者非电离辐射(N)	参考文献
佛罗里达大学,美国	UF Series B (5个体模)	CT	9个月,11岁和14年男性病人;4岁和8岁女性病人	基于UF的A系列体模附加上胳膊和腿,由一个健康的韩国成年人的CT图像建立。器官质量调整为ICRP89号报告的参考值	I	Lee et al., 2006a
弗林德斯大学,澳大利亚	ADELAIDE	CT	白种人14岁女性病人	躯干体模,没有关和手臂	I	Caon et al., 1999, 2000
辐射防护与核安全研究院(IRSN),法国	Personalized Voxel Phantom	CT	西班牙男性	在南美洲放射射事故中的男性受害者	I	Courageot et al., 2011
	Personalized Voxel Phantom(10个体模)	CT	病人	根据病人CT图像和ICRP参考器官组织数据生成病人的个性化体模	I	Petitguillaume et al., 2014
格拉茨技术大学,奥地利	SILVY	MRI, CT	妊娠30周的白种人孕妇病人	躯干是基于一个孕妇MRI图像以及由RPI开发的怀孕30周的改进的孕妇CT图像。大脑和脊髓来自NORMAN然后安装到SILVY上面	N	Cech et al., 2007, 2008

续表

研发单位	体模名称	数据类型	人体种类	解剖学特性	电离（I）或者非电离辐射（N）	参考文献
国家环境与健康研究中心，德国	BABY	CT	8周大的白种人女性尸体	身高57cm，体重4.2kg	I	Williams et al., 1986; Zankl et al., 1988
	CHILD	CT	7岁白种人女性白血病人	身高115cm，体重21.72kg	I	Williams et al., 1986; Zankl et al., 1988
	DONNA	CT	40岁白种人女性病人	全身体模（身高176cm，体重79kg）	I	Fill et al., 2004; Petoussi et al., 2002
	FRANK	CT	48岁白种人男性病人	头和躯干	I	Petoussi-Henss et al., 2002
	HELGA	CT	26岁白种人女性病人	大腿中部以上	I	Fill et al., 2004; Petoussi et al., 2002
	IRENE	CT	32岁白种人女性病人	全身体模（身高163cm，体重51kg）	I	Fill et al., 2004; Zankl et al., 2002
	GOLEM	CT	38岁白种人男性病人	体重和身高类似ICRP23号报告的参考人	I	Zankl et al., 2002
	GODWIN	CT	38岁白种人男性病人	修改GOLEM体模使其与ICRP89号报告的参考值相匹配	I	Zankl et al., 2005
	VISIBLE HUMAN	CT	39岁白种人男性病人	从头到膝盖，来自可视人计划的CT数据	I	Zankl et al., 2002
	LAURA	CT	43岁白种人女性病人	身高167cm，体重59kg	I	Zankl et al., 2005
	KLARA	CT	43岁白种人女性病人	修改KLARA体模使其与ICRP89号报告的参考值相匹配	I	Zankl et al., 2005

续表

研发单位	体模名称	数据类型	人体种类	解剖学特性	电离(I)或者非电离辐射(N)	参考文献
国家环境与健康研究中心,德国	KATJA	MRI	怀孕24周的白种人孕妇病人	一个怀孕24周的女人。根据修改后的REGINA体模和病人腹部、骨盆区域的MRI图像	I	Becker et al., 2007
	REGINA (ICRP 参考体模)	CT	43岁白种人女性病人	根据ICRP89号报告的参考值调整的LAURA体模	I	ICRP, 2007; Schlattl et al., 2007
	REX (ICRP 参考体模)	CT	38岁白种人男性白血病病人	根据ICRP89号报告的参考值调整的GOLEM体模	I	ICRP, 2007; Schlattl et al., 2007
国家健康与医学研究院(INSERM),法国	WBPM (4个体模)	CT	27岁男性,52岁女性,两个3岁男孩	用于放射治疗的不同年龄和性别的4个体模。基于4个志愿者的CT图像	I	Alziar et al., 2009
国家信息和通信技术协会(NICT),日本	Taro	MRI	22岁日本男性志愿者	成年男性体模(身高172.8 cm,体重65 kg)代表18~30岁日本男性的平均解剖数据	N, I	Lee et al., 2006c; Nagaoka et al., 2004
	Hanako	MRI	22岁日本女性志愿者	成年女性体模(身高160 cm,体重53 kg)代表18~30岁日本女性的平均解剖数据	N, I	Lee et al., 2006c; Nagaoka et al., 2004

续表

研发单位	体模名称	数据类型	人体种类	解剖学特性	电离(I)或者非电离辐射(N)	参考文献
国家信息和通信技术协会(NICT),日本	Pregnant Woman	MRI	日本26周妊娠期孕妇志愿者	基于HANAKO体模和26周妊娠期孕妇的腹部体模	N	Nagaoka et al., 2006, 2007
	Deformed Children (3个体模)	MRI/FFD	3岁、5岁、7岁日本儿童	使用FFD算法,将Taro体模改造成儿童体模	N	Nagaoka et al., 2008
韩国原子能研究所,韩国	Photographic Voxel Phantom	彩色照片	韩国成年志愿者	体模由同主题的摄影图片建立。使用均匀介质模拟体模	N	Kim J S et al., 2010
汉阳大学,韩国	KORMAN	MRI	30岁韩国健康男性	具有韩国男性的平均身高和体重	I	Lee et al., 2004
	KORWOMAN	MRI	35岁韩国女性	具有韩国女性的平均身高和体重。腹部根据可视人计划的数据建模	I	Lee et al., 2005
	KTMAN-1	MRI	25岁韩国男性志愿者	典型的韩国男性(172 cm, 65 kg, 没有手臂)	I	Lee et al., 2006a
	KTMAN-2	PET and CT	35岁韩国男性志愿者	典型的韩国男性-2(172 cm, 68 kg)	I	Lee et al., 2006a
	HDRK-Man	彩色照片	33岁韩国男性尸体	根据韩国男性尸体数据制作的高分辨率韩国男性参考体模	I	Choi et al., 2006; Kim et al., 2008
核研究中心,比利时	Paediatric Phantom	CT	5岁儿童物理体模	基于ATOM 5岁儿童物理体模	I	Dabin et.al., 2016

续表

研发单位	体模名称	数据类型	人体种类	解剖学特性	电离(I)或者非电离辐射(N)	参考文献
华中科技大学，中国	VCH	彩色照片	中国成年男性志愿者	中国可视人计划	I	Zhang et al., 2008a, b, c
	VCH-FA	VCH体模	中国女性宇航员	基于冷冻切片图像，VCH体模是通过NURBS而建立的，所以该模型可以变形，以匹配中国女性航天员的身体参数	I	Sun et al., 2013
健康保护署(原国家放射防护委员会)，英国	NORMAN	MRI	白种人成年男性	标准化人。只有10根肋骨，而不是传统的12根	N, I	Dimbylow, 1996, 1997; Jones, 1997
	NAOMI	MRI	白种人健康成年女性志愿者	体重和身高的比例是按照ICRP 89号报告的值给出	N	Dimbylow, 2005a, b
	NORMAN-05	MRI	白种人成年男性	基于NORMAN体模并加上ICRP推荐的新组织	I	Ferrari and Gual drini, 2005
	Pregnant female, hybrid Phantoms (4个体模)	二次方程和MRI	在8周、13周、26周、38周妊娠期的孕妇	基于NAOMI体模和Chen的程式化胎儿体模	N	Dimbylow, 2006
卡尔斯鲁厄大学，德国	MEET Man	彩色照片	38岁白种人成年男性尸体	该体模使用于模拟电磁、弹性力学和人的热学性能，使用可视化人项目数据研发	N, I	Doerfel and Heide, 2007; Sachse et al., 1997

续表

研发单位	体模名称	数据类型	人体种类	解剖学特性	电离(I)或者非电离辐射(N)	参考文献
鲁汶大学医院，比利时	Phantom 1	MRI	33周男性胎儿尸体	胎儿体模(50 cm, 1.91 kg)	I	Smans et al., 2008
	Phantom 2	CT	22周男性胎儿尸体	胎儿体模(30.4 cm, 0.59 kg)	I	Smans et al., 2008
伦斯勒理工学院(RPI)，美国	VIP-Man	彩色照片	39岁男性尸体	来自可视人计划的高分辨率图像	I	Xu et al., 2000
	Pregnant Woman	CT	30周妊娠期孕妇病人	覆盖腹部区域的孕妇体模	I	Shi and Xu, 2004
	RANDO CT Phantom	CT	成年男性	RANDO物理体模的全身模型	I	Wang et al., 2004b
能源环境委员会，意大利	NUDEL	CT	白种人男性	基于一个名为AMOS再修复的物理模型	I	Ferrari, 2010
清华大学，中国	CVP	MRI	中国成年男性志愿者	中国体素化体模(身高170 cm, 体重70 kg)	I	Li et al., 2009; Zeng et al., 2006
	CPP01	CT	1岁婴儿	轮廓数据来自婴儿的CT扫描图片，内部器官通过对现有的中国参考成人体模变形而来	I	Pan et al., 2014

续表

研发单位	体模名称	数据类型	人体种类	解剖学特性	电离(I)或者非电离辐射(N)	参考文献
日本原子能研究所(JAERI), 日本	Otoko	CT	日本成年男性志愿者	日本成年男性体素化体模(170 cm, 65 kg)	I	Saito et al., 2001
	JM	CT	54岁日本男性志愿者	日本成年男性体素化体模, 在仰卧姿势时用CT扫描		Sato et al., 2007a
	JM2	CT	54岁日本男性志愿者	使用JM项目中男性志愿者站立姿势的CT图像	I	Sato et al., 2007b
	Onago	CT	日本成年女性志愿者	日本成年女性体模(162 cm, 57 kg)	I	Saito et al., 2008
	JF	CT	日本成年女性志愿者	日本成年女性体模(152 cm, 44 kg)	I	Sato et al., 2009
台湾长庚大学, 中国	Adult	CT	30位中国台湾成年人	全身体模(152 cm, 50kg, 女性)	I	Tung et al., 2011
文化环境研究所, 意大利	DAM	MRI	34岁男性志愿者	电介质解剖体模	N	Mazzurana et al., 2003
橡树岭国家实验室(ORNL), 美国	VOXMAT	CT和二次方程	白种人成年男性	体素化的头部和躯干体模加上程式化的胳膊和腿体模	I	Akkurt, 2008

续表

研发单位	体模名称	数据类型	人体种类	解剖学特性	电离(I)或者非电离辐射(N)	参考文献
休斯敦大学，美国	10 Year Old Boy	CT	10岁男性	为了研究质内质子照射研究而研发的儿童体模	I	Taddei et al., 2009
耶鲁大学，美国	Zubal	CT	白种成年男性病人	头和躯干	I	Zubal et al., 1994
	MANTISSUE3-6	CT	白种成年男性病人	来自可视人计划的胳膊和腿附加到Zubal体模上	N	Dawson et al., 1997
	VOXTISS8	CT	白种成年男性病人	胳膊和腿附加到Zubal体模上，胳膊沿着体模侧边校直	I	Sjogreen et al., 2001
犹他大学，美国	Anatomically Based Model	MRI	白种人成年男性志愿者	解剖学体模。手臂的外侧部分丢失	N	Tinniswood et al., 1998
中国辐射防护研究院，中国	CNMAN	彩色照片	中国成年男性尸体	中国可视人计划	I	Zhang et al., 2007a
	Rad-Human	彩色照片	中国成年女性尸体	中国可视人计划	I	Zhao et al., 2013

附表 3　BREP 计算机体模，根据其研发单位的拼音顺序依次列出，信息包括研发单位、体模名称、数据类型、模拟的种类、模拟的解剖学特性、是否被设计用于电离或者非电离辐射以及参考文献

研发单位	体模名称	数据类型	种类	解剖学特性	电离(I)或者非电离辐射(N)	参考文献
北京航空航天大学，中国	NUBP phantom (5个体模)	非均匀有理B样条曲线	中国成人男性参考人	基于中国成人男性参考人的数据建立了非均匀有理B样条曲线的模型并对之进行变形产生了另外四个不同身高不同变势的模型	I	Feng et al, 2016
伯南布哥州联邦大学，巴西	FASH 和 MASH	多边形网格	解剖图谱和模型	基于解剖图谱和解剖模型的成年男性和成年女性体模。器官质量调整到ICRP89号报告的参考值	I	Cassola et al, 2010; Kramer et al, 2010
	FASH 和 MASH series (18个体模)	多边形网格	解剖图谱和模型	男性和女性体模取自ICRP89号报告的参考值 10%、50%、90%的质量和身高	I	Cassola et al, 2011
	5 and 10 year old Reference Males and Females	多边形网格	解剖图谱和模型	使用与构建 FASH 和 MASH 相同的方法来制作。未使用任何病人图像	I	Lima et al, 2011
杜克大学，美国	NCAT	非均匀有理B样条曲线	39岁白种人男性，59岁白种人女性	以 NURBS 为基础，包含的器官来自男性和女性的可视人计划CT数据。一组正常病人的门控MRI数据和3D血管造影数据用于运动建模	I	Segars, 2001
	XCAT (47个体模)	非均匀有理B样条曲线	39岁白种人男性，59岁白种人女性	以 NCAT 为基础，四维扩展的心脏躯干体模，包括了更详细和更真实的解剖学和生理学特性	I	Fung et al, 2011
	XCAT Library	非均匀有理B样条曲线	58个(35个男性和23个女性)解剖学特性不同的体模	将 XCAT 扩展并研制出了一系列解剖学结构可变的四维 XCAT 成年人体模	I	Segars et al, 2013

续表

研发单位	体模名称	数据类型	种类	解剖学特性	电离(I)或者非电离辐射(N)	参考文献
杜克大学，美国	MOBY	非均匀有理B样条曲线	16周雄性C57bl/6小鼠	由MRI图像建立的老鼠体模	I	Segars and Tsui, 2007; Segars et al., 2004
范德堡大学，美国	pediatric XCAT (10个体模)	非均匀有理B样条曲线	真实病人CT数据	分别为1岁、5岁、10岁和15岁的男孩和女孩体模。每一个都包含了和成人XCAT体模同等级的细节信息及功能信息	I	Norris et al, 2014
	adult and pediatric phantom series (7个体模)	非均匀有理B样条曲线	白种人成年男性和成年女性，新生儿、1岁、5岁、10岁、15岁	来自NCAT体模，调整器官和身体质量以匹配ICRP89号报告的参考值	I	Stabin et al., 2008
	BEAGLE MODELS(2个体模)	非均匀有理B样条曲线	两只成年白种狗	来自两只成年Beagle狗的CT扫描图像	I	Stabin et.al, 2015
佛罗里达大学，美国	UFH-NURBS Phantoms (4个体模)	非均匀有理B样条曲线	出生6天的白种人女性新生儿尸体，14岁白种人男性病人和两个14岁白种人女性病人	UF混合NURBS体模根据以往的体素化体模，在8个混合体模中添加了16个淋巴结点	I	Lee et al., 2007, 2008, 2013
	UFH-NURBS fetal phantoms (18个体模)	非均匀有理B样条曲线	11周和21.5周的胎儿标本	不同年龄和体重的18个胎儿体模，带有详细的软组织器官和发育中的骨骼	I	Maynard et al., 2011
	UFH-NURBS Pregnant female phantom (8个体模)	非均匀有理B样条曲线	11周和21.5周的胎儿标本和UF未怀孕成人女性体模	结合之前发布的胎儿体模产生了妊娠8周、10周、15周、20周、25周、30周、35周和38周的孕妇体模	I	Maynard et al., 2014

续表

研发单位	体模名称	数据类型	种类	解剖学特性	电离(I)或者非电离辐射(N)	参考文献
佛罗里达大学，美国	UFH-NURBS Pediatric Phantom (48个体模)	非均匀有理B样条曲线和多边形网格	新生儿，1岁，5岁，10岁和15岁的男孩和女孩	包含了新生儿，1岁，5岁，10岁和15岁的男孩和女孩模型，并且对每一个年龄分别建立了身高为对应人群10%、50%和90%，体重对应人群50%的体模	I	O'Reilly et al., 2016
辐射防护与核安全研究院(IRSN)，法国	Thoracic Female Torsos (34个体模)	多边形网格和非均匀有理B样条曲线	ICRP参考女性计算机体模	34个体模包含不同胸围，罩杯的大小，乳房组织，并根据ICRP参考女性计算机体模修改了内脏器官体积	I	Farah et al., 2010a,b, 2011
	Adult Male Whole Body (25个体模)	多边形网格和非均匀有理B样条曲线	CAESAR数据库	25个全身男性体模，代表各种体型的白种人	I	Broggio et al., 2011
汉阳大学，韩国	PSRK-Man	多边形网格	韩国男性	基于VKH-MAN多边形网格体模。可以不体素化直接进行模拟	I	Kim et al., 2011
	TMB Phantom	四面体网格	韩国男性	基于PSRK-Man将多边形表面网格转化为四面体网格，适用于快速蒙特卡罗模拟	I	Yeom et al., 2014
核研究中心，比利时	MaMP (14个体模)	多边形网格	14个不同身高和体重的男性	基于含有大量人体解剖数据的人体数据库，采用软件MakeHuman，Blender构造和调整体模产生不同身高和体重的体模	I	Fonseca et al., 2014
	FeMP(22个体模)	多边形网格	22个不同身高和体重的女性	基于含有大量人体解剖数据的人体数据库，采用软件MakeHuman，Blender构造和调整体模产生不同身高和体重的体模	I	Fonseca et al., 2014
华中科技大学，中国	Chinese reference man deformable surface Phantom(4个体模)	多边形网格	中国成人男性参考人	基于VCH的图片数据创建了多面体网格的可变性体模，并基于此产生了超重、正常和偏瘦体型的体模	I	Yu et al., 2015

续表

研发单位	体模名称	数据类型	种类	解剖学特性	电离(I)或者非电离辐射(N)	参考文献
伦斯勒理工学院(RPI)，美国	4D VIP-Man Chest	非均匀有理 B 样条曲线	39 岁白种人男性尸体	器官表面是取自 VIP-Man 体模，然后通过加入 NCAT 体模的呼吸运动扩展为 4D 体模	I	Xu and Shi, 2005; Zhang et al., 2008c
	RPI-Pregnant Females (3 个月、6 个月和 9 个月)	多边形网格	3 个月，6 个月和 9 个月孕妇	根据解剖数据的混合。调整母亲和胎儿的器官以符合 ICRP89 号报告的参考值	I	Xu et al., 2007
	RPI-AM 和 RPI-AF (2 个体模)	多边形网格	成年男性和女性	基于网格解剖模型，并被调整为与 ICRP89 号报告的参考值值相符合。软件支持变形和姿势变化	I	Zhang 2009b; Na et al., 2010
	Adult deformable Female breast phantoms (8 个体模)	多边形网格	可变形的成年女性胸部体模	基于 RPI-AF 体模变形得到。根据 ICRP 的参考数据修改	I	Hegenbart et al., 2008
	Obese Phantoms (10 个体模)	多边形网格		根据 1、2、3 类肥胖患者的人口调查数据	I	Ding et al., 2012
南京航空航天大学，中国	CHRAP-Male 和 CHRAP-Female	多边形网格	中国成年男性和女性	基于已经存在的体模进行修改产生了符合中国人群统计参数的参考体模	I	Geng et al., 2014
清华大学，中国	CRAM-S	多边形网格	中国成年参考人模型	基于中国成年人参考人体素体模 CRAM 生成了 CRAM-S 多边形网格模型，并做了变形生成相应的坐姿模型	I	Chen et al., 2016
	Phantom library(84 个)	多边形网格	身高从 155 cm 到 185 cm 的中国成人	根据多边形网格生成的中国参考人模型进行变形生成身高从 155 cm 到 185 cm，每一个身高对应 12 个不同体重的体模	I	Chen et al., 2016

续表

研发单位	体模名称	数据类型	种类	解剖学特性	电离(I)或者非电离辐射(N)	参考文献
社会信息技术研究基金会(IT'IS), 瑞士	The Virtual Family (4 个体模)	多边形网格	不同性别和年龄的白种人志愿者	Duke: 34 岁男性(174 cm, 70 kg) Ella: 26 岁女性(160 cm, 58 kg) Billie: 11 岁女性(148 cm, 34 kg) Thelonious: 6 岁男性(107 cm, 17 kg)	N	Christ et al., 2010
	The Virtual Classroom (4 个体模)	多边形网格	不同性别和年龄的白种人志愿者	Roberta: 5 岁女性(109 cm, 17.8 kg)Dizzy: 8 岁男性(140 cm, 26 kg) Eartha: 8 岁女性(136 cm, 30.7 kg) Louis: 14 岁男性(169 cm, 50.4 kg)	N	Christ et al., 2009
	Fats		白种人志愿者	37 岁男性(182 cm, 182 kg)	N	Christ et al., 2009
	Glen		白种人志愿者	84 岁男性(173 cm, 65 kg)	N	Christ et al., 2009
伍斯特理工学院, 美国	VHP-Female v. 2.0	多边形网格	成年女性	基于 Visible Human Project®-Female dataset 建立 CAD 全身模型	N	Yanamada la et al., 2015
休斯敦大学, 美国	Pregnant Female (9 个体模)	BREP/STL 格式的 CAD	第 34 周妊娠期的孕妇和未怀孕女性	由未怀孕女性和孕妇有限数量器官的 MRI 建立, 9 个具有有限数量器官的体模包含了怀孕 1 个月至 9 个月的女性	N	Wu et al., 2006
约翰霍普金斯大学, 美国	Pediatric XCAT phantoms (24 个体模)	非均匀有理 B 样条曲线	39 岁白种人男性, 59 岁白种人女性	用大量形变微分同胚指标去调整 XCAT 体模, 使其与数学儿科参考数据相匹配	I	Tward et al., 2011

附表 4　物理体模，根据其研发单位的拼音顺序依次列出，信息包括研发单位、体模名称、模拟的人体种类、模拟的解剖学特性、是否被设计用于电离或者非电离辐射以及参考文献

研发单位	体模名称	解剖学特性	人体种类	电离(I)或者非电离辐射(N)	参考文献
奥尔德森研究实验室(敢体模实验室收购)，美国	RANDO®	包括肺、软组织和乳房；使用了天然的人体骨骼	白种人成年男性和成年女性	I	Alderson et al., 1962; Phantom Laboratory, 2013
佛罗里达大学，美国	MIRD stylized Newborn	基于程序化计算机体模	新生儿	I	Tresser and Hintenlang, 1999
	UF 1-year old	CT 图像	1 岁儿童	I	Tresser and Hintenlang, 1999
	UF Adult Male	CT 图像	成年男性	I	Tresser and Hintenlang, 1999
	UF Newborn physical phantom	基于 UF 新生儿体素化体模，包括了软组织、骨和肺	新生儿尸体	I	Jones et al., 2006; Staton et al., 2006
辐射防护局，加拿大	BOMAB phantom family	每个体模由 10 个椭圆形的容器组成，它们分别代表了头部、颈部、胸部、肉脏、手臂、大腿、小腿	加拿大男性参考人、女性参考人、10 岁参考人、4 岁参考人、95%的男性、5%的男性	I	Kramer et al., 1991
计算机成像参考系统公司(CIRS)，美国	ATOM®	包括骨、肺和软组织。标准体模包括头部、躯干、上肢骨和生殖器。新生儿和 1 岁儿科体模包含腿和手臂。可以添加乳房	白种人新生儿、1 岁、5 岁和 10 岁的儿童、成年男性和成年女性	I	CIRS, 2013
	3D Sectional Torso Phantom	可拆卸的肺、心脏、肝脏、胰腺、肾脏和脾脏	白种人成年男性的躯干	I	CIRS, 2013

续表

研发单位	体模名称	解剖学特性	人体种类	电离(I)或者非电离辐射(N)	参考文献
京都化学有限责任公司，日本	PBU-50	骨骼、肺、肝、纵隔和肾脏模型嵌入人软组织的替代品中	日本成年男性	I	Kyoto Kagakuco., LTD, 2013
	CTU-41	具有解剖结构的单件拟人化躯干体模	日本成年男性	I	Kyoto Kagakuco. LTD, 2013
	Chest phantom N1 "lungman"	内部结构包括纵隔、肺血管和腹部块	日本人	I	Kyoto Kagakuco. LTD, 2013
昆士兰大学，澳大利亚	3D Human Head Phantom	3D 打印的包括了电子学和解剖学特性的人体头部模型，数据来源于一个病人的 MRI 头部图像		N	Mobahssher and Abbosh, 2014
劳伦斯·利弗莫尔国家实验室(LLNL)，美国	LLNL(通过放射配套器件可商业化)	可拆卸的器官或组织幼体，心、肝、肾、脾、气管、支气管、淋巴结都包括在内。胸部平板内拟不同胸壁厚度。第一代 LLNL 体模包含了一个真正的人类男性肋骨	白种人成年男性	I	Griffith et al, 1978
名古屋大学，日本	Japanese torso phantoms	基于日本婴儿和儿童病人的 CT 图像制成。肌肉和骨头的组织替代物来自于 ICRU 44 号报告	3 岁日本儿童	I	Yamauchi-Kawara et al, 2015
水电和核电放射卫生研究院，韩国	Typical Korean Male	基于某个人的 CT 图像。体模中含有骨、肺和软组织，没有路胸和腿。使用了快速成型制造技术	韩国成年男性	I	Kim et al., 2006

参 考 文 献

程梦云, 王文, 范言昌, 等. 2015. 基于中国辐射虚拟人 Rad-Human 的中子剂量转换系数及分析. 原子能科学技术, 49: 22-29

冯铤, 霍万里, 皮一飞, 等. 2017. 介入治疗患者辐射剂量评估软件包 VirtualDose-IPt 的开发. 中华放射医学与防护杂志, 37(1): 56-61

蒋伟, 林大全. 2006. 成都剂量体模 (CDP) 组织等效材料辐射等效性评价. 中国测试技术, 32(6): 69-72

梁保辉, 刘海宽, 陈志, 等. 2015. 基于 VirtualDose 模拟不同 CT 扫描方案的儿童眼晶体剂量. 中国医学物理学杂志, 32(2): 193-197

潘自强. 2011. 辐射安全手册. 北京: 科学出版社

盛尹祥子, 刘立兴, 夏晓彬. 2013. 中国女性参考人体素模型的开发. 辐射防护, 33(6): 343-348

王遥, 霍万里, 熊壮, 等. 2016. TACE 手术中不同站姿下铅眼镜和铅面罩对医生眼晶状体防护效果的蒙特卡罗模拟比较. 中国医学物理学杂志, 33(6): 554-558

朱学俊, 霍万里, 梁保辉, 等. 2015. 腹部 CT 扫描中各因素对受检者有效剂量的影响. 中国医学物理学杂志, 33(3): 252-257

Agostinelli, Allison J, Amako K, et al. 2003. Geant 4—A simulation toolkit. Nucl. Instrum. Methods Phys. Res. Sect. A, 506(3): 250-303

Akkurt H, Bekar K B, Eckerman K F. 2008. VOXMAT: Phantom model with combination of voxel and mathematical geometry. Health Phys., 95(1): S100

Alderson S W, Lanzl L H, Rollins M, et al. 1962. An instrumented phantom system for analog computation of treatment plans. Am. J. Roentgenol. Radium. Ther. Nucl. Med., 87: 185-195

Allison J, Amako K, Apostolakis J, et al. 2006. Geant4 developments and applications. IEEE Trans. Nucl. Sci., 53: 270-278

Alsmiller R G Jr, Armstrong T W, Coleman W A. 1970. The absorbed dose and dose equivalent from neutrons in the energy range 60 to 3000 MeV and protons in the energy range 400 to 3000 MeV. ORNL-TM-2924 (rev.). Tennessee: Oak Ridge National Laboratory

Alziar I, Bonniaud G, Couanet D, et al. 2009. Individual radiation therapy patient whole-body phantoms for peripheral dose evaluations: Method and specific software. Phys. Med. Biol., 54: N375-N383

Andreo P. 1991. Monte Carlo techniques in medical radiation physics. Phys. Med. Biol., 36: 861-920

Attix F H. 1986. Introduction to Radiological Physics and Radiation Dosimetry. New York: John Wiley & Sons, Inc.

Aubert G, Vega R B, Kelly D P. 2013. Perturbations in the gene regulatorg pathways controlling mitochondrial energy production in the failing heart. Biochimica Et Biophysica Acta (BBA), 1833(4): 840-847

Badal A, Badano A. 2017. Reducing the memory requirements of high resolution voxel phantoms by means of a binary tree data structure. 6th International Workshop on Computational Human Phantoms (CP2017), Annapolis, Maryland, USA

Bahadori A A, Johnson P B, Jokisch D W, et al. 2011a. Response functions for computing absorbed dose to skeletal tissues from neutron irradiation. Phys. Med. Biol., 56: 6873-6897

Bahadori A A, Van Baalen M, Shavers M R, et al. 2011b. The effect of anatomical modeling on space radiation dose estimates: A comparison of doses for NASA phantoms and the 5th, 50th, and 95th percentile male and female astronauts. Phys. Med. Biol., 56: 1671-1694

Barufaldi B, Higginbotham D, Bakic P R, et al. 2018. OpenVCT: A GPU-accelerated virtual clinical trial pipeline for mammography and digital breast tomosynthesis// Medical Imaging 2018: Physics of Medical Imaging. International Society for Optics and Photonics, 10573: 1057358

Battistoni G, Cerutti F, Fassò A, et al. 2007. The FLUKA code: Description and benchmarking. AIP Conf. Proc., 896: 31-49

Battistoni G, Muraro S, Sala P R, et al. 2006. FLUKA: A multi-particle transport code// Proceedings of the Hodronic Shower Simulation Workshop. AIP, 896: 31-49

Beck P, Zechner A, Rollet S, et al. 2011. MATSIM: Development of a voxel model of the MATROSHKA astronaut dosimetric phantom. IEEE Trans. Nuc. Sci., 58: 1921-1926

Becker J, Zankl M, Petoussi-Henss N. 2007. A software tool for modification of human voxel models used for application in radiation protection. Phys. Med. Biol., 52: N195-N205

Benevides L A, Huston A L, Justus B L, et al. 2007. Characterization of a fiber-optic-coupled radioluminescent dosimeter for application in the mammography energy range. Med. Phys., 34 (6):2220-2227

Bento J, Barros S, Teles P, et al. 2011. Monte Carlo simulation of the movement and detection efficiency of a whole-body counting system using a BOMAB phantom Radiat. Prot. Dosimetry, 148: 403-413

Bhati S, Patni H K, Ghare V P, et al. 2011. Monte Carlo calculations for efficiency calibration of a whole-body monitor using BOMAB phantoms of different sizes. Radiat. Prot. Dosimetry, 148: 414-419

Billings M P, Yucker W R. 1973. The Computerized Anatomical Man (CAM) model. NASA CR-134043. Houston: National Aeronautics and Space Administration

Blinov J N N, Gurzhiev A N, Gurzhiev S N, et al. 2005. A method for determination of the effective dose received by a patient during digital scanning fluorographic examination from the results of measurement of radiation dose scattered by the patient's body. Biomed Engin., 39 (5): 209-212

Bolch W, Lee C, Wayson M, et al. 2010. Hybrid computational phantoms for medical dose reconstruction. Radiat Environ Biophys, 49(2): 155-168

Bouchet L G, Bolch W E, Blanco H P, et al. 2003. MIRD Pamphlet No. 19: Absorbed fractions and radionuclide S values for six age-dependent multi-region models of the kidney. J. Nucl. Med., 44 (7): 1113-1147

Bouchet L G, Bolch W E, Weber D A, et al. 1996. A revised dosimetric model of the adult head and brain. J. Nucl. Med., 37: 1226-1236

Bouchet L G, Bolch W E, Weber D A, et al. 1999. MIRD Pamphlet No. 15: Radionuclide S values in a revised dosimetric model of the adult head and brain. J. Nucl. Med., 40: 62S-101S

Bower M, Hintenlang D E. 1998. The characterization of a commercial MOSFET dosimeter system for use in diagnostic X-ray. Health Physics, 75: 197-204

Bozkurt A, Bor D. 2007. Simultaneous determination of equivalent dose to organs and tissues of the patient and of the physician in interventional radiology using the Monte Carlo method. Phys. Med. Biol., 52: 317-330

Bozkurt A, Chao T C, Xu X G. 2000. Fluence-to-dose conversion coefficients from monoenergetic neutron beams below 20 MeV based on the VIP-Man anatomical model. Phys. Med. Biol., 45: 3059-3079

Bozkurt A, Chao T C, Xu X G. 2001. Fluence-to-dose conversion coefficients based on the VIP-Man anatomical model and MCNPX code for monoenergetic neutrons above 20 MeV. Health Phys., 81: 184-202

Bozkurt A, Xu X G. 2004. Fluence-to-dose conversion coefficients for monoenergetic proton beams based on the VIP-Man anatomical model. Radiat. Prot. Dosimetry, 112: 219-235

Broggio D, Beurrier J, Bremaud M, et al. 2011. Construction of an extended library of adult male 3D models: Rationale and results. Phys. Med. Biol., 56: 7659-7692

Brown F B. 2003. MCNP—A general Monte Carlo N-Particle transport code, version 5. Report LA-UR-03-1987. Los Alamos, NM: Los Alamos National Laboratory

Brown J L, Furuta T, Bolch W E. 2017. A computational method for voxel to mesh phantom conversion. 6th International Workshop on Computational Human Phantoms (CP2017), Annapolis, Maryland, USA

Caon M, Bibbo G, Pattison J. 1999. An EGS4-ready tomographic computational model of a 14-year-old female torso for calculating organ doses from CT examinations. Phys. Med. Biol., 44: 2213-2225

Caon M, Bibbo G, Pattison J. 2000. Monte Carlo calculated effective dose to teenage girls from computed tomography examinations. Radiat. Prot. Dosimetry, 90: 445-448

Caon M. 2004. Voxel-based computational models of real human anatomy: A review. Radiat. Environ. Biophys., 42: 229-235

Caracappa P F, Chao T C E, Xu X G. 2009. A study of predicted bone marrow distribution on calculated marrow dose from external radiation exposures using two sets of image data for the same individual. Health Phys., 96: 661-674

Caracappa P F. 2006. Development and evaluation of a new algorithm for determining radiation dose to the red bone marrow. Troy, NY: Rensselaer Polytechnic Institute

Cassola V F, Lima V J M, Kramer R, et al. 2010. FASH and MASH: Female and male adult human phantoms based on polygon mesh surfaces: I. Development of the anatomy. Phys. Med. Biol., 55: 133-162

Cassola V F, Milian F M, Kramer R, et al. 2011. Standing adult human phantoms based on 10th, 50th and 90th mass and height percentiles of male and female Caucasian populations. Phys. Med. Biol., 56: 3749-3772

CCHP. 2005. Tomographic models for radiation protection dosimetry session in the Monte Carlo Method: Versatility Unbounded in a Dynamic Computing World. Proceedings of the Monte Carlo 2005 Topical Meeting held in Chattanooga, TN, April 17-21, on CD-ROM. ISBN:0-89448-695-0. LaGrange, Park IL: American Nuclear Society

Cech R, Leitgeb N, Pediaditis M. 2007. Fetal exposure to low frequency electric and magnetic fields. Phys. Med. Biol., 52: 879-888

Cech R, Leitgeb N, Pediaditis M. 2008. Current densities in a pregnant woman model induced by simultaneous ELF electric and magnetic field exposure. Phys. Med. Biol., 53: 177-186

Cember H, Johnson T. 2009. Introduction to Health Physics

Chao T C, Bozkurt A, Xu X G. 2001a. Conversion coefficients based on the VIP-Man anatomical model and EGS4-VLSI code for external monoenergetic photons from 10 keV to 10 MeV. Health Phys., 81: 163-183

Chao T C, Bozkurt A, Xu X G. 2001b. Organ dose conversion coefficients for 0.1~10 MeV electrons calculated for the VIP-Man tomographic model. Health Phys., 81: 203-214

Chao T C, Bozkurt A, Xu X G. 2003. (correction) Conversion coefficients based on the VIP-Man anatomical model and EGS4-VLSI code for external monoenergetic photons from 10 keV to 10 MeV. Health Phys., 84(3): 390

Chao T C, Xu X G. 2001. Specific absorbed fractions from the image-based VIP-Man body model and EGS4-VLSI Monte Carlo code: Internal electron emitters. Phys. Med. Biol., 46: 901-927

Chao T C, Xu X G. 2004. S-values calculated from a tomographic head/brain model for brain imaging. Phys. Med. Biol., 49: 4971-4984

Chen J. 2004. Mathematical models of the embryo and fetus for use in radiological protection. Health Phys., 86: 285-295

Chen Y, Qiu R, Li C, et al. 2016. Construction of Chinese adult male phantom library and its application in the virtual calibration of in vivo measurement. Phys. Med. Biol., 61: 2124-2144

Choi S H, Lee C-S, Cho S K, et al. 2006. Construction of a high-definition "Reference Korean" voxel phantom for organ and tissue radiation dose calculation. IFMBE Proc., 14: 4204-4207

Christ A, Kainz W, Hahn E G, et al. 2009. The virtual family-Development of surface-based anatomical models of two adults and two children for dosimetric simulations. Physics in Medicine & Biology, 55(2): N23

Christ A, Kainz W, Hahn E G, et al. 2010. The Virtual Family—Development of surface-based anatomical models of two adults and two children for dosimetric simulations. Phys. Med. Biol., 55: N23-N38

CIRS. 2013. Tissue Simulation and Phantom Technology. http://www.cirsinc.com [2014-02-27]

CMPWG. 2013. Phantoms. http://cmpwg.ans.org/phantoms/camera.pdf [2014-02-27]

Compagnone G, Pagan L, Bergamini C. 2005. Comparison of six phantoms for entrance skin dose evaluation in 11 standard X-ray examinations. J. Appl. Clin. Med. Phys., 6(1):101-113

Courageot E, Huet C, Clairand I, et al. 2011. Numerical dosimetric reconstruction of a radiological accident in South America in April 2009. Radiat. Prot. Dosimetry, 144: 540-542

Courageot E, Sayah R, Huet C. 2010. Development of modified voxel phantoms for the numerical dosimetric reconstruction of radiological accidents involving external sources: Implementation in SESAME tool. Phys. Med. Biol., 55: N231-N241

Cristy M, Eckerman K F. 1987. Specific absorbed fractions of energy at various ages from internal photon sources I: Methods Oak Ridge National Laboratory Report ORNL/TM-8381/V1. Oak Ridge, TN: Oak Ridge National Laboratory. http://ordose.ornl.gov/documents/tm8381V1.pdf [2014-02-27]

Cristy M. 1980. Mathematical phantoms representing children of various ages for use in estimates of internal dose. U.S. Nuclear Regulatory Commission Report NUREG/CR-1159. Oak Ridge, TN: Oak Ridge National Laboratory.http://web.ornl.gov/info/reports/1980/3445605812234.pdf [2014-02-27]

Crookston N, Frey E. 2017. Validation of a hepatic arterial tree and infusion model for use in treatment planning. 6th International Workshop on Computational Human Phantoms (CP2017), Annapolis, Maryland, USA

Dabin J, Mencarelli A, McMillan D, et al. 2016. Validation of calculation algorithms for organ doses in CT by measurements on a 5 year old paediatric phantom. Phys. Med. Biol., 61: 4168-4182

Dawson T W, Caputa K, Stuchly M A. 1997. A comparison of 60 Hz uniform magnetic and electric induction in the human body. Phys. Med. Biol., 42: 2319-2329

Deak P, van Straten M, Shrimpton P C, et al. 2008. Validation of a Monte Carlo tool for patient-specific dose simulations in multi-slice computed tomography. Eur. Radiol., 18(4): 759-772

Deus S F, Poston J W. 1976. The development of a mathematical phantom representing a 10-year-old for use in internal dose calculations. Proceedings of the Symposium on Radiopharmaceutical Dosimetry, HEW Publication 76-8044. Rockville, MD: U.S. Food and Drug Administration

DeWerd L A, Kissick M. 2014. The Phantoms of Medical and Health Physics. Berlin: Springer

Dimbylow P J. 1996. The development of realistic voxel phantoms for electromagnetic field dosimetry. Proc. Workshop on Voxel Phantom Development, Chilton, UK

Dimbylow P J. 1997. FDTD calculations of the whole-body averaged SAR in an anatomically realistic voxel model of the human body from 1 MHz to 1 GHz. Phys. Med. Biol., 42: 479-490

Dimbylow P, Bolch W, Lee C. 2010. SAR calculations from 20 MHz to 6 GHz in the University of Florida newborn voxel phantom and their implications for dosimetry. Phys. Med. Biol., 55: 1519-1530

Dimbylow P. 2005a. Development of the female voxel phantom, NAOMI, and its application to calculations of induced current densities and electric fields from applied low frequency magnetic and electric fields. Phys. Med. Biol., 50: 1047-1070

Dimbylow P. 2005b. Resonance behaviour of whole-body averaged specific energy absorption rate(SAR) in the female voxel model, NAOMI. Phys. Med. Biol., 50: 4053-4063

Dimbylow P. 2006. Development of pregnant female, hybrid voxel-mathematical models and their application to the dosimetry of applied magnetic and electric fields at 50 Hz. Phys. Med. Biol., 51: 2383-2394

Ding A, Gu J, Trofimov A V, et al. 2010. Monte Carlo calculation of imaging doses from diagnostic multidetector CT and kilovoltage cone-beam CT as part of prostate treatment plans. Med. Phys., 37: 6199-6204

Ding A, Mille M M, Liu T, et al. 2012. Extension of RPI-adult male and female computational phantoms to obese patients and a Monte Carlo study on the effects on CT imaging dose. Phys. Med. Biol., 57: 2441-2459

Doerfel H, Heide B. 2007. Calibration of a phoswich type partial body counter by Monte Carlo simulation of low-energy photon transport. Radiat. Prot. Dosimetry, 123: 464-472

Eckerman K F, Poston J W Sr, Bolch W E, et al. 2009. The stylized computational phantoms developed at ORNL and elsewhere. Handbook of Anatomical Models for

Radiation Dosimetry. New York, NY: Taylor & Francis: 43-64

Eckerman K F, Stabin M G. 2000. Electron absorbed fractions and dose conversion factors for marrow and bone by skeletal regions. Health Phys., 78: 199-214

Eckerman K F. 1985. Aspects of the dosimetry of radionuclides within the skeleton with particular emphasis on the active marrow. Proc. 4th Int. Radiopharmaceutical Dosimetry Symp// Schlafke-Stelson A T, Watson E E. Oak Ridge, TN: Oak Ridge Associated Universities: 514-534

Eom J, Xu X G, De S, et al. 2010. Predictive modeling of lung motion over the entire respiratory cycle using measured pressure-volume data, 4DCT images, and finite element analysis. Med. Phys., 37: 4389-4400

Farah J, Broggio D, Franck D. 2010a. Creation and use of adjustable 3D phantoms: Application for the lung monitoring of female workers. Health Phys., 99: 649-961

Farah J, Broggio D, Franck D. 2010b. Female workers and in vivo lung monitoring: A simple model for morphological dependence of counting efficiency curves. Phys. Med. Biol., 55: 7377-7395

Farah J, Broggio D, Franck D. 2011. Examples of Mesh and NURBS modelling for in vivo lung counting studies. Radiat. Prot. Dosimetry, 144: 344-348

Feng X, Xiang-Hong J, Qian L, et al. 2016. Comparison of organ doses in human phantoms: Variations due to body size and posture. Radiat. Prot. Dosimetry: ncw081.

Ferrari A, Pelliccioni M, Pillon M. 1997. Fluence to effective dose and effective dose equivalent conversion coefficients for electrons from 5 MeV to 10 GeV. Radiat. Prot. Dosimetry, 69: 97-104

Ferrari P, Gualdrini G. 2005. An improved MCNP version of the NORMAN voxel phantom for dosimetry studies. Phys. Med. Biol., 50: 4299-4316

Ferrari P. 2010. Development of an integrated couple of anthropomorphic models for dosimetric studies. Radiat. Prot. Dosimetry, 142: 191-200

Fill U A, Zankl M, Petoussi-Henss N, et al. 2004. Adult female voxel models of different stature and photon conversion coefficients for radiation protection. Health Phys., 86: 253-272

Findlay R P, Dimbylow P J. 2009. Spatial averaging of fields from half-wave dipole antennas and corresponding SAR calculations in the NORMAN human voxel model between 65 MHz and 2 GHz. Phys. Med. Biol., 54: 2437-2447

Findlay R P, Dimbylow P J. 2010. SAR in a child voxel phantom from exposure to wireless computer networks (Wi-Fi). Phys. Med. Biol., 55: N405-N411

Fisher H L J, Snyder W S. 1966. Variation of dose delivered by ^{137}Cs as a function of body size from infancy to adulthood. Health Physics Division Annual Progress Report for Period Ending, July 31, Report ORNL-4007. Oak Ridge, TN: Oak Ridge National Laboratory: 221-228

Fisher H L J, Snyder W S. 1967. Distribution of dose in the body from a source of gamma rays distributed uniformly in an organ. Health Physics Division Annual Progress report for Period Ending, July 31, Report ORNL-4168. Oak Ridge, TN: Oak Ridge National Laboratory

Fitousi N T, Efstathopoulos E P, Delis H B, et al. 2006. Patient and staff dosimetry in vertebroplasty. Spine, 31(23): E884-E889; discussion E890

Fonseca T C F, Lebacqa A L, Mihailescua L C, et al. 2014. Development of a 3D human body library based on polygonal mesh surface for whole body counter set-up calibration. Progress in Nuclear Science and Technology, 4: 614-618

Fricke B L, Donnelly F L, Frush D P, et al. 2003. In-plane bismuth breast shields for pediatric CT: Effects on radiation dose and image quality using experimental and clinical data. American Journal of Roentgenology, 180(2): 407-441

Friedland, W, Dingfelder M, Kundrát P et al. 2011. Track structures, DNA targets and radiation effects in the biophysical Monte Carlo simulation code PARTRAC. Mutation Research/Fundamental and Molecular Mechanisms of Mutagenesis, 711: 28-40

Frush D P, Yoshizumi T. 2006. Conventional and CT angiography in children: Dosimetry and dose comparisons. Pediatr Radiol, 36(Suppl 2):154-158

Fung G S, Segars W P, Gullberg G T, et al. 2011. Development of a model of the coronary arterial tree for the 4D XCAT phantom. Phys. Med. Biol., 56: 5651-5663

Furler M. 2007. Methods of Converting Geometry in CAD to MCNP Code. Troy, NY: Rensselaer Polytechnic Institute

Gardumi A, Farah J, Desbrée A. 2013. Creation of ORNL NURBS-based phantoms: Evaluation of the voxel effect on absorbed doses from radiopharmaceuticals. Radiat. Prot. Dosimetry, 153: 273-281

Geant4 Team. 2007. Geant4 User's Guide for Application Developers. http://geant4.web. cern.ch/geant4/G4UsersDocuments/UsersGuides/ForApplicationDeveloper/html [2007-8]

Geant4. 2015. Collaboration Introduction to Geant4 Version: Geant4 10.2

Geng C, Tang X, Hou X, et al. 2014. Development of Chinese hybrid radiation adult phantoms and their application to external dosimetry. Sci. China Tech. Sci., 57: 713-719

Geyer A M, O'Reilly S, Lee C, et al. 2014. The UF/NCI family of hybrid computational phantoms representing the current US population of male and female children and adolescents—Applications to CT dosimetry. Phys. Med. Biol., 59(18): 5225-5242

Gibbs S J, Pujol A, Chen T S, et al. 1984. Patient risk from interproximal radiography. Oral Surg. Oral Med. O., 58: 347-354

Gibbs S J, Pujol A, Chen T S, et al. 1987. Radiation doses to sensitive organs from intraoral dental radiography. Dentomaxillofac Radiol., 16: 67-77

Gjonaj E, Bartsch M, Clemens M, et al. 2002. High-resolution human anatomy models for advanced electromagnetic field computations. IEEE Trans. Magn., 38: 357-360

Goorley J T, James M R, Booth T E, et al. 2013. Initial MCNP6 Release Overview—MCNP6 version 1.0. Report LA-UR-13-22934. Los Alamos, NM: Los Alamos National Laboratory

Goorley J T. 2014. MCNP6.1.1—Beta Release Notes. Report LA-UR-14-24680. Los Alamos, NM: Los Alamos National Laboratory

Gosselin M C, Neufeld E, Moser H, et al. 2014. Development of a new generation of high-resolution anatomical models for medical device evaluation: The Virtual Population 3.0. Phys. Med. Biol., 59(18): 5287-5303

Graff C G. 2017. Realistic 3D glandular texture properties in an anthropomorphic digital breast phantom. 6th International Workshop on Computational Human Phantoms (CP2017), Annapolis, Maryland, USA

Griffith R V, Dean P N, Anderson A L, et al. 1978. Fabrication of a tissue-equivalent torso phantom for intercalibration of in-vivo transuranic-nuclide counting facilities. Proceedings of International Symposium on Advances in Radiation Protection Monitoring. Stockholm, Sweden: International Atomic Energy Agency. also as Lawrence Livermore National Laboratory Report UCRL-80343

Gu J, Bednarz B, Caracappa P F, et al. 2009. The development, validation and application of a multi-detector CT (MDCT) scanner model for assessing organ doses to the pregnant patient and the fetus using Monte Carlo simulations. Phys. Med. Biol., 54: 2699-2717

Gu J, Bednarz B, Xu X G, et al. 2008a. Assessment of patient organ doses and effective doses using the VIP-Man adult male phantom for selected cone-beam CT imaging procedures during image guided radiation therapy. Radiat. Prot. Dosimetry, 131: 431-443

Gu J, Dorgu A, Xu X G. 2008b. Comparison of main software packages for CT dose reporting. Health Phys., 95(1): S50

Gu J. 2010. Development of CT scanner models for patient organ dose calculations using Monte Carlo methods. Troy, NY: Rensselaer Polytechnic Institute

Gu S, Gupta R, Kyprianou I. 2011. Computational high-resolution heart phantoms for medical imaging and dosimetry simulations. Phys. Med. Biol., 56: 5845-5864

Hammersley J M, Handscomb D C. 1964. Monte Carlo Methods. London, U.K: Metheun & Co. Ltd.

Han B, Xu X G, Chen G T Y. 2011. Proton radiography and fluoroscopy of lung tumors: A Monte Carlo study using patient-specific 4DCT phantoms. Med. Phys., 38: 1903-1911

Han B, Zhang J, Na Y H, et al. 2010. Modeling and Monte Carlo organ dose calculations for workers walking on ground contaminated with Cs-137 and Co-60 gamma sources. Radiation Prot. Dosimetry, 141: 299-304

Han M C, Kim C H, Jeong J H, et al. 2013. DagSolid: A new Geant4 solid class for fast simulation in polygon-mesh geometry. Phys. Med. Biol., 58(13): 4595-4609

Hegenbart L, Na Y H, Zhang J Y, et al. 2008. A Monte Carlo study of lung counting efficiency for female workers of different breast sizes using deformable phantoms. Phys. Med. Biol., 53: 5527-5538

Hintenlang D, Moloney W, Winslow J. 2009. Physical Phantoms for Experimental Radiation Dosimetry// Handbook of Anatomical Models for Radiation Dosimetry. New York, NY: Taylor & Francis

Hirata A, Ito N, Fujiwara O, et al. 2008. Conservative estimation of whole-body-averaged SARs in infants with a homogeneous and simple-shaped phantom in the GHz region. Phys. Med. Biol., 53: 7215-7223

Hoseinian-Azghadi E, Rafat-Motavali L, Miri-Hakimabad H. 2014. Development of a 9-month pregnant hybrid phantom and its internal dosimetry for thyroid agents. J. Radiat. Res., 55(4): 730-747

Hough M, Johnson P, Rajon D, 2011. An image-based skeletal dosimetry model for the ICRP reference adult male—Internal electron sources. Phys. Med. Biol., 56: 2309-2346

Hubbell J H. 1969. Photon Cross Sections, Attenuation Coefficients and Energy Absorption Coefficients from 10 keV to 100 GeV. Report NSRDS-NBS 29. Washington, DC: National Bureau of Standards

Huo W, Zwart T, Cooley J E, et al. 2018. A single detector energy-resolved proton radiography system: A proof of principle study by Monte Carlo simulations. Physics in Medicine and Biology. Physics in Medicine & Biology

Huo W, Zwart T, Finley C, et al, 2017. Experimental validation of the Monte Carlo model of Hyperscan^{TM} pencil beam scanning system for proton beam imaging and radiation treatment. Med. Phys., 44: 2872

Hurwitz L M, Yoshizumi T, Reiman R E, et al. 2006. Radiation dose to the fetus from body MDCT during early gestation. American Journal of Roentgenology, 186(3): 871-876

Huston A L, Justus B L, Falkenstein P L, et al. 2001. Remote optical fiber dosimetry. Nucl. Instrum. Methods Phys. Res. B, 184: 55-67

Huston A L, Justus B L, Falkenstein P L, et al. 2002. Optically stimulated luminescent glass optical fibre dosemeter. Radiat. Prot. Dosimetry, 101: 23-26

Hwang J M L, Shoup R L, Poston J W. 1976. Mathematical description of a newborn human for use in dosimetry calculations. Report ORNL/TM-5453. Oak Ridge, TN: Oak Ridge National Laboratory

ICRP. 1959. Report of Committee II on Permissible Dose for Internal Radiation. Oxford, UK: Pergamon Press Ltd.

ICRP. 1973. Recommendations of the International Commission on Radiological Protection. ICRP Publication 21. Oxford: Pergamon Press Ltd.

ICRP. 1975. Report of the Task Group on Reference Man ICRP Publication 23. Oxford, UK: Pergamon Press Ltd.

ICRP. 1977. Recommendations of the International Commission on Radiological Protection. ICRP Publication 26. Oxford, UK: Pergamon Press Ltd.

ICRP. 1990. Recommendations of the International Commission on Radiological Protection. ICRP Publication 60. Oxford, UK: Pergamon Press Ltd.

ICRP. 2002a. 2002 Annual Report of the International Commission on Radiological Protection. http://www.icrp.org/docs/2002_ann_rep_52_429_03.pdf [2014-03-02]

ICRP. 2002b. Basic anatomical and physiological data for use in radiological protection reference values. ICRP Publication 89. Oxford, UK: Pergamon Press Ltd.

ICRP. 2003. Basic Anatomical and Physiological Data for Use in Radiological Protection: Reference Values Publication.

ICRP. 2007. Recommendations of the International Commission on Radiological Protection. ICRP Publication 103, Oxford, UK: Pergamon Press Ltd.

ICRP. 2009. Adult reference computational phantoms. ICRP Publication 110. Oxford, UK: Pergamon Press Ltd.

ICRU. 1989. Tissue Substitutes in Radiation Dosimetry and Measurement Report 44

ICRU. 1992a. Phantoms and computational models in therapy, diagnosis and protection. ICRU Report 48. Bethesda, MD: International Commission on Radiation Units and Measurements

ICRU. 1992b. Photon, Electron, Proton, and Neutron Interaction Data for Body Tissues. Report 46

Irving D C, Alsmiller R G Jr, Moran H S. 1967. Tissue current-to-dose conversion factors for neutrons with energies from 0.5 to 60 MeV. ORNL-4032. Tennessee:Oak Ridge National Laboratory

Jiang H, Wang B, Xu X G, et al. 2005. Simulation of organ-specific patient effective dose due to secondary neutrons in proton radiation treatment. Phys. Med. Biol., 50: 4337-4353

Jin W, Lim Y J, Xu X G, et al. 2005. Improving the visual realism of virtual surgery// Westood J D, Haluck R S, Hoffman H M. Proceedings of Medicine Meets Virtual Reality 13: The Magical Next Becomes the Medical Now. Amsterdam, Netherlands: IOS Press Inc.: 227-233

Johnson P B, Bahadori A A, Eckerman K F, et al. 2011. Response functions for computing absorbed dose to skeletal tissues from photon irradiation—An update. Phys. Med. Biol., 56: 2347-2366

Johnson P, Lee C, Johnson K, et al. 2009. The influence of patient size on dose conversion coefficients: A hybrid phantom study for adult cardiac catheterization. Phys. Med. Biol., 54: 3613-3629

Jones A K, Huston A L, Falkenstein P L, et al. 2008. Evaluation of a fiber optic coupled dosimeter for use in computed tomography dose measurements. Radiat. Prot. Dosimetry

Jones A K, Pazik F D, Hintenlang D E, et al. 2005. MOSFET dosimeter depth-dose measurements in heterogeneous tissue-equivalent phantoms at diagnostic X-ray energies. Med. Phys., 32(10): 3209-3213

Jones A K, Simon T A, Bolch W E, et al. 2006. Tomographic physical phantom of the newborn child with real-time dosimetry I. Methods and techniques for construction. Med. Phys., 33: 3274-3282

Jones A K. 2006. Dose versus image quality in pediatric radiology: Studies using a tomographic newborn physical phantom with an incorporated dosimetry system. Gainesville, FL: University of Florida

Jones D G. 1997. A realistic anthropomorphic phantom for calculating organ doses arising from external photon irradiation. Radiat. Prot. Dosimetry, 72: 21-29

Jones R M, Poston J W, Hwang J L, et al. 1976. The development and use of a fifteen-year-old equivalent mathematical phantom for internal dose calculations. Report ORNL/TM-5278. Oak Ridge, TN: Oak Ridge National Laboratory

Justus B L, Falkenstein P, Huston A L, et al. 2004. Gated fiber-optic-coupled detector for in vivo real-time radiation dosimetry. Applied Optics, 43: 1663-1668

Justus B L, Merritt C D, Pawlovich K J, et al. 1999a. Optically stimulated luminescence dosimetry using doped fused quartz. Radiat. Prot. Dosimetry, 84: 189-192

Justus B L, Pawlovich K J, Merritt C D, et al. 1999b. Optically and thermally stimulated luminescence characteristics of Cu^+-doped fused quartz. Radiat. Prot. Dosimetry, 81: 5-10

Katagiri M, Hikoji M, Kitaichi M, et al. 2000. Effective dose and organ doses per unit fluence calculated for monoenergetic 0.1 MeV to 100 MeV electrons by the MIRD-5 phantom. Radiat. Prot. Dosimetry, 90(4): 393-401

Kereiakes J G, Seltzer R A, Blackburn B, et al. 1965. Radionuclide doses to infants and children: A plea for a standard child. Health Phys., 11: 999-1004

Kim C H, Choi S H, Jeong J H, et al. 2008. HDRK-Man: A whole-body voxel model based on high-resolution color slice images of a Korean adult male cadaver. Phys. Med. Biol., 53: 4093-4106

Kim C H, Jeong J H, Bolch W E, et al. 2011. A polygon-surface reference Korean male phantom (PSRK-Man) and its direct implementation in Geant4 Monte Carlo simulation. Phys. Med. Biol., 56: 3137-3161

Kim C H, Yeom Y S, Nguyen T T, et al. 2018. New mesh-type phantoms and their dosimetric applications, including emergencies. Annals of the ICRP, 47(3-4): 45-62

Kim C H. 2017. New mesh-type ICRP reference computational phantom (invited talk).

6th International Workshop on Computational Human Phantoms (CP2017), Annapolis, Maryland, USA

Kim J H, Kim C S, Whang J H. 2010. Assessment of radiation dose for surrounding organs and persons approaching implanted patients upon brachytherapy of prostate cancer with Iridium-192. Radiat. Prot. Dosimetry, 141: 283-288

Kim J I, Choi H, Lee B I, et al. 2006. Physical phantom of typical Korean male for radiation protection purpose. Radiat. Prot. Dosimetry. 118: 131-136

Kim J S, Ha W H, Jeong J H, et al. 2010. Use of photographic images to construct voxel phantoms for use in whole-body counting. Radiat. Prot. Dosimetry, 138: 119-122

Kramer G H, Burns L, Noel L. 1991. The BRMD BOMAB phantom family. Health Phys., 61: 895-902

Kramer R, Cassola V F, Khoury H J, et al. 2010. FASH and MASH: Female and male adult human phantoms based on polygon mesh surfaces: II. Dosimetric calculations. Phys. Med. Biol., 55: 163-189

Kramer R, Khoury H J, Vieira J W, et al. 2004. All about FAX: A Female Adult voXel phantom for Monte Carlo calculation in radiation protection dosimetry. Phys. Med. Biol., 49: 5203-5216

Kramer R, Khoury H J, Vieira J W, et al. 2006. MAX06 and FAX06: Update of two adult human phantoms for radiation protection dosimetry. Phys. Med. Biol., 51: 3331-3346

Kramer R, Vieira J W, Khoury H J, et al. 2003. All about MAX: A male adult voxel phantom for Monte Carlo calculations in radiation protection dosimetry. Phys. Med. Biol., 48: 1239-1262

Kramer R, Zankl M, Williams G, et al. 1982. The calculation of dose from external photon exposures using reference human phantoms and Monte Carlo methods: Part I. The male (ADAM) and female (EVA) adult mathematical phantoms GSF-Report S-885. Neuherberg, Germany: Institut fuer Strahlenschutz, GSF-Forschungszentrum fuer Umwelt und Gesundheit

Kuon E, Birkel J, Schmitt M, et al. 2003. Radiation exposure benefit of a lead cap in invasive cardiology. Heart, 89(10): 1205-1210

Kuon E, Dahm J B, Empen K, et al. 2004. Identification of less-irradiating tube angulations in invasive cardiology. J. Am. Coll. Cardiol., 44(7): 1420-1428

Kuster N. 2017. Latest Development of Achieving Personalized Functionalized Models within Minutes (invited talk). 6th International Workshop on Computational Human Phantoms (CP2017), Annapolis, Maryland, USA

Kyoto Kagaku co., LTD. 2013. Patient Simulators, Imaging Phantoms for Skill Training. http://www.kyotokagaku.com/ [2014-02-28]

Lee B, Shin G, Kang S, et al. 2011. Dose evaluation of selective collimation effect in cephalography by measurement and Monte Carlo simulation. Radiat. Prot. Dosimetry,

148: 58-64

Lee C, Lamart S, Moroz B E. 2013. Computational lymphatic node models in pediatric and adult hybrid phantoms for radiotion dosimetry. Physics in Medicine & Biology, 58(5): N59

Lee C, Lee C, Park S H, et al. 2006a. Development of the two Korean adult tomographic computational phantoms for organ dosimetry. Med. Phys., 33: 380-390

Lee C, Lee C, Williams J L, et al. 2006b. Whole-body voxel phantoms of paediatric patients—UF Series B. Phys. Med. Biol., 51: 4649-4661

Lee C, Lee J, Lee C. 2004. Korean adult male voxel model KORMAN segmented from magnetic resonance images. Med. Phys., 31: 1017-1022

Lee C, Lodwick D, Hasenauer D, et al. 2007. Hybrid computational phantoms of the male and female newborn patient: NURBS-based whole-body models. Phys. Med. Biol., 52: 3309-3333

Lee C, Lodwick D, Hurtado J, et al. 2010. The UF family of reference hybrid phantoms for computational radiation dosimetry. Phys. Med. Biol., 55: 339-363

Lee C, Lodwick D, Williams J L, et al. 2008. Hybrid computational phantoms of the 15-year male and female adolescent: Applications to CT organ dosimetry for patients of variable morphometry. Med. Phys., 35: 2366-2382

Lee C, Nagaoka T, Lee J-K. 2006c. Implementation of Japanese male and female tomographic phantoms to multi-particle Monte Carlo mode for ionizing radiation dosimetry. J. Nucl. Sci. Technol., 43: 937-945

Lee C, Williams J L, Lee C, et al. 2005. The UF series of tomographic computational phantoms of pediatric patients. Med. Phys., 32: 3537-3548

Lee C. 2017. Organ dose for CT patients based on computational phantoms and application to epidemiological studies. 6th International Workshop on Computational Human Phantoms (CP2017), Annapolis, Maryland, USA

Leyton M. 2001. A Generative Theory of Shape. Berlin, Germany: Springer-Verlag

Li J, Qiu R, Zhang Z, et al. 2009. Organ dose conversion coefficients for external photon irradiation using the Chinese voxel phantom (CVP). Radiat. Prot. Dosimetry, 135: 33-42

Li J. 2017. Latest development and applications of the Chinese reference phantoms (invited talk). 6th International Workshop on Computational Human Phantoms (CP2017), Annapolis, Maryland, USA

Liang B, Gao Y, Chen Z, et al. 2016. Evaluation of effective dose from CT scans for overweight and obese adult patients using the VrtualDose software. Radiat. Prot. Dosimetry: 1-10

Lim S M, DeNardo G L, DeNardo D A, et al. 1997. Prediction of myelotoxicity using radiation doses to marrow from body, blood, and marrow sources. J. Nucl. Med., 38:

1374-1378

Lima V J M, Cassola V F, Kramer R, et al. 2011. Development of 5- and 10-year-old pediatric phantoms based on polygon mesh surfaces. Med. Phys., 38: 4723-4736

Lin H. 2018. GPU-Based Monte Carlo source modeling and simulation for radiation therapy involving Varian Truebeam LINAC. New York: Rensselaer Polytechnic Institute

Liu T Y, Lin H, Bednarz B. 2017. Fast Monte Carlo source modeling and dose calculation for magnetic-resonance. 6th International Workshop on Computational Human Phantoms (CP2017), Annapolis, Maryland, USA

Liu T, Du X, Su L, et al. 2014. ARCHER-CT, an extremely fast Monte Carlo code for patient-specific CT dose calculations using Nvidia GPU and Intel coprocessor technologies: Part Ⅰ —Software development and testing. Phys. Med. Biol.

Lo J Y, Rajagopal J, Glick S J, et al. 2017. Virtual clinical trials using patient-based computational breast phantoms (invited talk). 6th International Workshop on Computational Human Phantoms (CP2017), Annapolis, Maryland, USA

Loevinger R, Budinger T F, Thomas F, et al. 1991. MIRD Primer for Absorbed Dose Calculations. New York: Society of Nuclear Medicine

Loevinger R, Hiolt J G, Hine G J. 1965a. Internally administered radionuclides//Hine G J, Brownell G L. Radiation Dosimetry. New York: Academic Press: 801-873

Loevinger R, Japha E M, Brownell G L. 1965b. Discrete radioisotope sources//Hine G J, Brownell G L. Radiation Dosimetry. New York: Academic Press: 693-799

Loevinger R. 1969. Distributed radionuclide sources//Attix F H, Tochilin E. Radiation Dosimetry Volume Ⅲ 2nd. New York: Academic Press: 51

Lombardo P A, Vanhavere F, Lebacq A L, et al. 2018. Development and Validation of the Realistic Anthropomorphic Flexible (RAF) Phantom. Health Physics, 114(5): 486-499

Lu W, Qiu R, Wu Z, et al. 2017a. Calculation of conversion coefficients using Chinese adult reference phantoms for air submersion and ground contamination. Physics in Medicine & Biology, 62(6): 2276

Lu W, Wu Z, Qiu R, et al. 2017b. Physical Dosimetric Reconstruction of a Radiological Accident at Nanjing (China) for Clinical Treatment Using Thudose. Health Phys., 113(5): 327-334

Luz O, Buchgeister M, Klabunde M. 2007. Evaluation of dose exposure in 64-slice CT colonography. Eur. Radiol., 17(10): 2616-2621

Ma A K, Altaher K, Hussein M A, et al. 2014. Photon fluence-to-effective dose conversion coefficients calculated from a Saudi population-based phantom. Radiation Physics and Chemistry, 95: 128-130

Maidment A D A, Barufaldi B, Bakic P R, et al. 2017. OpenVCT: A draft framework for anthropomorphic phantom research. 6th International Workshop on Computational Human Phantoms (CP2017), Annapolis, Maryland, USA

Mao L, Liu T, Caracappa P F, et al. 2019. Influences of operator head posture and protective eyewear on eye Lens doses in interventional radiology: A Monte Carlo study. Medical Physics

Marinelli L D, Quimby E H, Hine G J. 1948. Dosage determination with radioactive isotopes II. Practical considerations in therapy and protection. Am. J. Roentgenol. Rad. Therapy, 59: 260-281

Marinelli L D. 1942. Dosage determination with radioactive isotopes. Am. J. Roentgenol. Rad. Therapy, 47: 210-216

Mason P A, Ziriax J M, Hurt W D, et al. 2000. Recent advancements in dosimetry measurements and modeling//Klauenberg B J, Miklavčič D. Radio Frequency Radiation Dosimetry and Its Relationship to the Biological Effects of Electromagnetic Fields. Dordrecht, Netherlands: Kluwer Academic Publishers: 141-155

Massey J W, Prokop A, Yılmaz A E. 2017. Calibrating surface-based human phantoms with high-fidelity voxel phantoms: A case study with VHP-Female and AustinWoman Models. 6th International Workshop on Computational Human Phantoms (CP2017), Annapolis, Maryland, USA

Maynard M R, Geyer J W, Aris J P, et al. 2011. The UF family of hybrid phantoms of the developing human fetus for computational radiation dosimetry. Phys. Med. Biol., 56: 4839-4879

Maynard M R, Long N S, Moawad N S, et al. 2014. The UF Family of hybrid phantoms of the pregnant female for computational radiation dosimetry Phys. Med. Biol., 59: 4325-4343

Mazzurana M, Sandrini L, Vaccari A, et al. 2003. A semi-automatic method for developing an anthropomorphic numerical model of dielectric anatomy by MRI. Phys. Med. Biol., 48: 3157-3170

McGurk R, Seco J, Riboldi M, et al. 2010. Extension of the NCAT phantom for the investigation of intra-fraction respiratory motion in IMRT using 4D Monte Carlo. Phys. Med. Biol., 55: 1475-1490

Mille M, Kuzmin G, Jung J W, et al. 2017. Computational phantoms applied to the study of late effects following radiotherapy. 6th International Workshop on Computational Human Phantoms (CP2017), Annapolis, Maryland, USA

Mille M, Xu X G, Rivard M. 2010. Comparison of organ doses for patients undergoing balloon brachytherapy of the breast with HDR ^{192}Ir or electronic sources using Monte Carlo simulations in a heterogeneous human phantom. Med. Phys., 37: 662-671

Mille M, Xu X G. 2008. Fabrication of Human Organs for Realistic Calibration Phantoms by Rapid Prototyping. Health Phys., 95(1): S11

Mille M. 2013. A study of shape-dependent partial volume correction in PET imaging using ellipsoidal phantoms fabricated via rapid prototyping. Troy, NY: Rensselaer

Polytechnic Institute

Mishra P, Li R, James S S, et al. 2013. Evaluation of 3D fluoroscopic image generation from a single planar treatment image on patient data with a modified XCAT phantom. Phys. Med. Biol., 58: 841-858

Mobashsher A T, Abbosh A M. 2014. Three-dimensional human head phantom with realistic electrical properties and anatomy. IEEE Antennas And Wireless Propagation Letters, 13: 1401-1404

Mofrad F B, Zoroofi R A, Tehrani-Fand A A, et al. 2010. Statistical construction of a Japanese male liver phantom for internal radionuclide dosimetry. Radiat. Prot. Dosimetry, 141: 140-148

Moignier A, Derreumaux S, Broggio D, et al. 2013. Potential of hybrid computational phantoms for retrospective heart dosimetry after breast radiation therapy: A feasibility study. Int. J. Radiat. Oncol. Biol. Phys., 85: 492-499

Motavalli L R, Hakimabad H M, Azghadi E H. 2016. Fetal and maternal dose assessment for diagnostic scans during pregnancy. Phys. Med. Biol., 61(9): 3596-3608

Motavalli L R, Hakimabad H M, Azghadi E H. 2018a. Dosimetric factors for diagnostic nuclear medicine procedures in a nonreference pregnant phantom. J. Radiol. Prot., 38(3): 908

Motavalli L R, Hakimabad H M, Azghadi E H. 2018b. Hybrid pregnant reference phantom series based on adult female ICRP reference phantom. Radiat. Phys. Chem., 144: 386-395

Mukundan Jr S, Wang P I, Frush D P, et al. 2007. MOSFET dosimetry for radiation dose assessment of bismuth shielding of the eye in children. 188: 1648-1650

Na Y H, Zhang B, Zhang J Y, et al. 2010. Deformable adult human phantoms for radiation protection dosimetry: Anthropometric data representing size distributions of adult worker populations and software algorithms. Phys. Med. Biol., 55: 3789-3811

Na Y H. 2009. Deformable adult human phantoms for radiation protection dosimetry: Methods for adjusting body and organ sizes to match population-based percentile data. Troy, NY: Rensselaer Polytechnic Institute

Nagaoka T, Kunieda E, Watanabe S. 2008. Proportion-corrected scaled voxel models for Japanese children and their application to the numerical dosimetry of specific absorption rate for frequencies from 30 MHz to 3 GHz. Phys. Med. Biol., 53: 6695-6711

Nagaoka T, Togashi T, Saito K, et al. 2006. An anatomically realistic voxel model of the pregnant woman and numerical dosimetry for a whole-body exposure to RF electromagnetic fields. Conf. Proc. IEEE Eng. Med. Biol. Soc., 1: 5463-5467

Nagaoka T, Togashi T, Saito K, et al. 2007. An anatomically realistic whole-body pregnant-woman model and specific absorption rates for pregnant-woman exposure to electromagnetic plane waves from 10 MHz to 2 GHz. Phys. Med. Biol., 52: 6731-6745

Nagaoka T, Watanabe S, Sakurai K, et al. 2004. Development of realistic high-resolution whole-body voxel models of Japanese adult males and females of average height and weight, and application of models to radio-frequency electromagnetic-field dosimetry. Phys. Med. Biol., 49: 1-15

NCRP. 1985. The experimental basis for absorbed-dose calculations in medical uses of radionuclides. NCRP Report No. 83. Besthesda, MD: National Council on Radiation Protection and Measurements

Nipper J C, Williams J L, Bolch W E. 2002. Creation of two tomographic voxel models of paediatric patients in the first year of life. Phys. Med. Biol., 47: 3143-3164

Niu X, Yang Y, Jin M, et al. 2010. Regularized fully 5D reconstruction of cardiac gated dynamic SPECT images. IEEE Trans. Nucl. Sci., 57: 1085-1095

Norris H, Zhang Y, Bond J, et al. 2014. A set of 4D pediatric XCAT reference phantoms for multimodality research. Medical Physics, 41: 033701

NRC. 2013. EGSnrc. http://irs. inms.nrc.ca/software/egsnrc/ [2014-03-02]

O'Reilly S E, Plyku D, Sgouros G, et al. 2016. A risk index for pediatric patients undergoing diagnostic imaging with (99 m) Tc-dimercaptosuccinic acid that accounts for body habitus. Physics in Medicine and Biology, 61: 2319-2332

Osei E K, Kotre C J. 2001. Equivalent dose to the fetus from occupational exposure of pregnant staff in diagnostic radiology. Br. J. Radiol., 74(883): 629-637

Pafundi D, Lee C, Watchman C, et al. 2009. An image-based skeletal tissue model for the ICRP reference newborn. Phys. Med. Biol., 54: 4497-4531

Pafundi D, Rajon D, Jokisch D, et al. 2010. An image-based skeletal dosimetry model for the ICRP reference newborn—Internal electron sources. Phys. Med. Biol., 55: 1785-1814

Pan Y, Qiu R, Gao L, et al. 2014. Development of 1-year-old computational phantom and calculation of organ doses during CT scans using Monte Carlo simulation. Physics in Medicine and Biology, 59: 5243

Park S, Lee J K, Lee C. 2006. Development of a Korean adult male computational phantom for internal dosimetry calculation. Radiat. Prot. Dosimetry, 121: 257-264

Patni H K, Nadar M Y, Akar D K, et al. 2011. Selected organ dose conversion coefficients for external photons calculated using ICRP adult voxel phantoms and Monte Carlo code Fluka. Radiat. Prot. Dosimetry, 147: 406-416

Pelowitz D B. 2005. MCNPX User's Manual Version 2.5.0. Report LA-CP-05-0369. Los Alamos, NM: Los Alamos National Laboratory

Petitguillaume A, Bernardini M, Hadid L, et al. 2014. Three-dimensional personalized Monte Carlo dosimetry in 90Y resin microspheres therapy of hepatic metastases: Non-tumoral liver and lungs radiation protection considerations and treatment planning optimization. Journal of Nuclear Medicine, 55: 405-413

Petoussi-Henss N, Zankl M, Fill U, et al. 2002. The GSF family of voxel phantoms. Phys. Med. Biol., 47: 89-106

Phantom Laboratory. 2013. RANDO Phantoms. http://www. phantomlab.com/rando.html [2014-03-02]

Pi Y, Zhang L, Huo W, et al. 2017. Development and application of a set of mesh-based and age-dependent Chinese family phantoms for radiation protection dosimetry: Preliminary data for external photon beams. EPJ Web of Conferences. EDP Sciences, 153: 04014

Popescu I A, Shaw C P, Zavgorodni S F, et al. 2005. Absolute dose calculations for Monte Carlo simulations of radiotherapy beams. Phys. Med. Biol., 50(14): 3375-3392

Pretorius P H, King M A, Tsui B M, et al. 1999. A mathematical model of motion of the heart for use in generating source and attenuation maps for simulating emission imaging. Med. Phys., 26: 2323-2332

Pretorius P H, Xia W, King M A, et al. 1997. Evaluation of right and left ventricular volume and ejection fraction using a mathematical cardiac torso phantom. J. Nucl. Med., 38: 1528-1535

Puchalska M, Bilski P, Berger et al. 2014. NUNDO: A numerical model of a human torso phantom and its application to effective dose equivalent calculations for astronauts at the ISS. Radiation and Environmental Biophysics, 53: 719-727

Pujol A, Gibbs S J. 1982. A Monte Carlo method for patient dosimetry from dental X-ray. Dentomaxillofac Radiol., 11: 25-33

Qi Y, He L, Wang Z, et al. 2017. Evaluation of secondary dose and cancer risk for out-of-field organ In esophageal cancer imrt in a Chinese hospital using atom phantom measurements. Radiation Protection Dosimetry, 177(4): 389-396

Qiu R, Li J, Zhang Z, et al. 2008. Photon SAF calculation based on the Chinese mathematical phantom and comparison with the ORNL phantoms. Health Phys., 95: 716-724

Quimby E H. 1970. The development of radiation dosimetry in nuclear medicine. Medical Radionuclides: Radiation Dose and Effects // Cloutier R J, Edwards C L, Snyder W S. Proceedings of AEC Symposium Series 20. CONF-691212 Washington, DC: U.S. Atomic Energy Commission: 7-15

Raeside D E. 1976. Monte Carlo principles and applications. Phys. Med. Biol., 21: 181-197

Reece W D, Poston J W Sr, Xu X G. 1994. Determining the effective dose equivalent for external photon radiation: Calculational results for beam and point source geometries. Radiat. Prot. Dosimetry, 55: 5-21

Reece W D, Xu X G. 1997. Determining the effective dose equivalent for external photon radiation: Assessing effective dose equivalent from personal dosemeter readings. Radiat. Prot. Dosimetry, 69: 167-178

Rogers D W. 2006. Fifty years of Monte Carlo simulations for medical physics. Phys. Med.

Biol., 51: R287-R301

Rogers D W. 2016. NRC User Codes for EGSnrc. NRCC Report PIRS-702(revC)

Sachse F B, Werner C, Muller M, et al. 1997. MEET Man—Models for Simulation of Electromagnetic, Elastomechanic and Thermic Behavior of Man Karlsruhe. Karlsruhe: Universität Karlsruhe. http://www.ibt.kit.edu/english/973.php [2014-03-02]

Saito K, Koga S, Ida Y, et al. 2008. Construction of a voxel phantom based on CT data for a Japanese female adult and its use for calculation of organ doses from external electrons. Jpn. J. Health Phys., 43: 122-130

Saito K, Wittmann A, Koga S, et al. 2001. Construction of a computed tomographic phantom for a Japanese male adult and dose calculation system. Radiat. Environ. Biophys., 40: 69-75

Salvat F, Fernández-Varea J M, Sempau J. 2003. PENELOPE—A code system for Monte Carlo simulation of electron and photon transport. ISBN: 92-64-02145-0. http://www2. cose.isu.edu/~tforest/Classes/NucSim/penelope-2003.pdf[2014-03-02]

Salvat F, Fernández-Varea J M, Sermpan J. 2014. PENELOPE—A code system for Monte Carlo simulation of electron and photon transport(Issy-les-Morlineaus: OECD Nuclear Energy Agencg)

Samei E, Lo J Y, Yoshizumi T T, et al. 2005. Comparative scatter and dose performance of slot-scan and full-field digital chest radiography systems. Radiology, 235(3): 940-949

Sato K, Noguchi H, Emoto Y, et al. 2007a. Japanese adult male voxel phantom constructed on the basis of CT images. Radiat. Prot. Dosimetry, 123: 337-344

Sato K, Noguchi H, Emoto Y, et al. 2009. Development of a Japanese adult female voxel phantom. J. Nucl. Sci. Technol., 46: 907-913

Sato K, Noguchi H, Endo A, et al. 2007b. Development of a voxel phantom of Japanese adult male in upright posture. Radiat. Prot. Dosimetry, 127: 205-208

Schindera S T, Nelson R C, Lee E R, et al. 2007. Abdominal multislice CT for obese patients: Effect on image quality and radiation dose in a phantom study. Academic Radiology, 14: 486-494

Schlattl H, Zankl M, Petoussi-Henss N. 2007. Organ dose conversion coefficients for voxel models of the reference male and female from idealized photon exposures. Phys. Med. Biol., 52: 2123-2145

Schultz F W, Zoetelief J. 1996. Organ and effective doses in the male phantom Adam exposed in AP direction to broad unidirectional beams of monoenergetic electrons. Health Phys., 70: 498-504

Segars W P, Bond J, Frsh J, et al. 2013. Population of anatomically variable 4D XCAT adult phantoms for imaging research and optimization. Med. Phys., 40: 043701

Segars W P, Lalush D S, Frey E C, et al. 2009. Improved dynamic cardiac phantom based on 4D NURBS and tagged MRI. IEEE Trans. Nucl. Sci., 56: 2728-2738

Segars W P, Lalush D S, Tsui B M W. 2001. Modeling respiratory mechanics in the MCAT and spline-based MCAT phantoms. IEEE Transactions on Nuclear Science, 48(1): 89-97

Segars W P, Sturgeon G M, Ward D J, et al. 2010. The new XCAT series of digital phantoms for multi-modality imaging. IEEE Nucl. Sci. Symp. & Med. Imaging Conf.: 2392-2395

Segars W P, Tsui B M W, Frey E C, et al. 2004. Development of a 4-D digital mouse phantom for molecular imaging research. Mol. Imaging Biol., 6: 149-159

Segars W P, Tsui B M W. 2002. Study of the efficacy of respiratory gating in myocardial SPECT using the new 4D NCAT phantom IEEE Trarsactions on Nuclear Science, 49(3): 675-679

Segars W P, Tsui B M W. 2007. 4D MOBY and NCAT phantoms for medical imaging simulation of mice and men. J. Nucl. Med., 48(Suppl. 2): 203P

Segars W P, Tsui B M W. 2009. The MCAT, NCAT, XCAT, and MOBY computational human and mouse phantoms// Xu X G, EckermomK F. Handbook of Anatomical Models for Radiation Dosimetry. Boca Raton, FL: Taylor & Francis: 105-134

Segars W P, Veress A I, Sturgeon G M, et al. 2017. Incorporation of a finite-element cardiac model into the 4D XCAT phantom capable of simulating variations in anatomy and function. 6th International Workshop on Computational Human Phantoms (CP2017), Annapolis, Maryland, USA

Segars W P. 2001. Development and application of the new dynamic NURBS-based cardiac-torso (NCAT) phantom. Chapel Hill, NC: University of North Carolina

Sheng Y, Tan L, Jeon J, et al. 2013. Development of a voxel-based chinese reference female phantom from color photographs for radiation dosimetry applications. Health Physics, 105(6): 512-521

Shi C Y. 2004. Development and application of a tomographic model from CT images for calculating internal dose to a pregnant woman. Troy, NY: Rensselaer Polytechnic Institute

Shi C, Xu X G, Stabin M G. 2008. SAF values for internal photon emitters calculated for the RPI-P pregnant-female models using Monte Carlo methods. Med. Phys., 35: 3215-3224

Shi C, Xu X G. 2004. Development of a 30-week-pregnant female tomographic model from computed tomography (CT) images for Monte Carlo organ dose calculations. Med. Phys., 31: 2491-2497

Shrimpton P C, Wall B F, Fisher E S. 1981. The tissue-equivalence of the Alderson Rando anthropomorphic phantom for X-rays of diagnostic qualities. Phys. Med. Biol., 26(1): 133-139

Sjögreen K, Ljungberg M, Wingårdh K, et al. 2001. Registration of emission and transmission whole-body scintillation-camera images. J. Nucl. Med., 42: 1563-1570

Smans K, Tapiovaara M, Cannie M, et al. 2008. Calculation of organ doses in X-ray examinations of premature babies. Med. Phys., 35: 556-568

Smith T J, Petouissi N, Zankl M. 2000. Comparison of internal radiation doses estimated by MIRD and voxel techniques for a "family" of phantoms. Eur. J. Nucl. Med., 27: 1387-1398

Snyder W S, Ford M R, Warner G G, et al. 1969. Estimates of absorbed fractions for monoenergetic photon sources uniformly distributed in various organs of a heterogeneous phantom J. Nucl. Med., 10(Suppl 3): 5-52

Snyder W S, Ford M R, Warner G G. 1978. Estimates of specific absorbed fractions for monoenergetic photon sources uniformly distributed in various organs of a heterogeneous phantom. MIRD Pamphlet 5, Revised. Oak Ridge, TN: Oak Ridge National Laboratory

Snyder W S. 1957(Reprinted with corrections, April 1967). Depth dose//Protection against neutron radiation up to 30 million electron volts. NCRP Report No. 20. Washington, D.C.: National Council on Radiation Protection and Measurements: 39-66

Snyder W S. 1967. Variation of dose in man from exposure to a point source of gamma rays. Health Physics Division Annual Progress Report for Period Ending, July 31, Report ORNL-4168. Oak Rdige, TN: Oak Ridge National Laboratory

Snyder W S. 1971. Dose distribution in a cylindrical phantom for neutron energies up to 14 MeV//Protection against neutron radiation. NCRP Report No. 38. Washington, D.C.: National Council on Radiation Protection and Measurements: 46-84

Son I Y, Winslow M, Yazici B et al. 2006. X-ray imaging optimization using virtual phantoms and computerized observer modelling. Phys. Med. Biol., 51: 4289-4310

Spitzer V M, Whitlock D G. 1998. Atlas of the Visible Human Male: Reverse Engineering of the Human Body. Sudbury, MA: Jones and Bartlett Publishers

Stabin M G, Kost S D, Segars W P, et al. 2015. Two realistic beagle models for dose assessment. Health Physics, 109: 198-204

Stabin M G, Watson E E, Cristy M, et al. 1995. Mathematical models and specific absorbed fractions of photon energy in the nonpregnant adult female and at the end of each trimester of pregnancy. Report ORNL/TM-12907. Oak Ridge, TN: Oak Ridge National Laboratory

Stabin M G, Xu X G, Emmons M A, et al. 2012. RADAR reference adult, pediatric and pregnant female phantom series for internal and external dosimetry. J. Nucl. Med., 53: 1807-1813

Stabin M, Emmons M A, Segars W P, et al. 2008. ICRP-89 based adult and pediatric phantom series. J. Nucl. Med., 49(Supp.1): 14P

Staton R J, Jones A K, Lee C, et al. 2006. A tomographic physical phantom of the newborn child with real-time dosimetry Ⅱ. Scaling factors for calculation of mean organ dose in pediatric radiography. Med. Phys., 33: 3283-3289

Storm L, Israel H I. 1970. Photon cross sections from 1 keV to 100 MeV for elements $Z = 1$ to $Z = 100$. Atomic Data and Nuclear Data Tables, 7: 565-681

Stovall M, Smith S A, Rosenstein M. 1989. Tissue doses from radiotherapy of cancer of the uterine cervix. Med. Phys., 16: 726-733

Stroud I. 2006. Boundary Representation Modeling Techniques. London, UK: Springer-Verlag

Su L, Han B, Xu X G. 2012. Calculated organ doses for individuals in a sitting posture above a contaminated ground and a PET imaging room. Radiat. Prot. Dosimetry, 148: 439-443

Su L, Yang Y M, Bednarz B, et al. 2014. ARCHER—A photon-electron coupled Monte Carlo dose computing engine for GPU: Software development and application to helical tomotherapy. Med. Phys.

Suleiman S A, Qi Y, Chen Z, et al. 2019. Monte Carlo study of organ doses and related risk for cancer in Tanzania from scattered photons in cervical radiation treatment involving Co-60 source. Physica Medica, 62: 13-19

Suleiman S A. 2019. 基于蒙特卡洛模拟的 Co-60 源对视网膜母细胞瘤和宫颈癌患者放射治疗的器官剂量和癌症风险评估. 合肥: 中国科学技术大学

Sun W, Jia X, Xie T, et al. 2013. Construction of boundary-surface-based Chinese female astronaut computational phantom and proton dose estimation. J. Radiat. Res., 54: 383-397

Tabary J, Marache-Francisco S, Valetts S, et al. 2009. Realistic X-ray CT simulation of the XCAT phantom with SINDBAD. 2009 IEEE Nuclear Science Symposium Conference Record (NSS/MIC): 3980-3983

Taddei P J, Mirkovic D, Fontenot J D, et al. 2009. Stray radiation dose and second cancer risk for a pediatric patient receiving craniospinal irradiation with proton beams. Phys. Med. Biol., 54: 2259-2275

Takahashi M, Kinase S, Kramer R. 2011. Evaluation of counting efficiencies of a whole-body counter using Monte Carlo simulation with voxel phantoms. Radiat. Prot. Dosimetry, 144: 407-410

Taranenko V, Xu X G. 2009. Foetal dose conversion coefficients for ICRP-compliant pregnant models from idealized proton exposures. Radiat. Prot. Dosimetry, 133: 65-72

Team G. 2007. Geant 4 Users Guide for Application Developers

Theocharopoulos N, Perisinakis K, Damilakis J, et al. 2002. Comparison of four methods for assessing patient effective dose from radiological examinations. Med. Phys., 29(9): 2070-2079

Tinniswood A D, Furse C M, Gandhi O P. 1998. Power deposition in the head and neck of an anatomically based human body model for plane wave exposures. Phys. Med. Biol., 43: 2361-2378

Tresser M A, Hintenlang D E. 1999. Construction of a newborn dosimetry phantom for measurement of effective dose. Health Phys., 76: S190

Tsui B M W, Zhao X D, Gregoriou G K, et al. 1994. Quantitative cardiac SPECT reconstruction with reduced image degradation due to patient anatomy. IEEE Trans. Nucl. Sci., 41: 2838-2844

Tsui B M, Terry J A, Gullberg G T. 1993. Evaluation of cardiac cone-beam single photon emission computed tomography using observer performance experiments and receiver operating characteristic analysis. Inv. Radiol., 28: 1101-1112

Tung C J, Tsai S F, Tsai H Y et al. 2011. Determination of voxel phantom for reference Taiwanese adult from CT image analyses. Radiat. Prot. Dosimetry, 146: 186-190

Turner J E, Wright H A, Hamm R N. 1985. A Monte Carlo primer for health physicists. Health Phys., 48: 717-733

Tward D J, Ceritoglu C, Sturgeon G, et al. 2011. Generating patient-specific dosimetry phantoms with whole-body diffeomorphic image registration. 2011 IEEE 37th Annual Northeast Bioengineering Conference (NEBEC): 1-2

United Nations Scientific Committee on the Effects of Atomic. 2013, 2014. Sources, effects and risks of ionizing radiation: UNSCEAR 2013 Report: Volume II: Scientific Annex B: Effects of radiation exposure of children.

Uusitupa T, Laakso I, Ilvonen S, et al. 2010. SAR variation study from 300 to 5000 MHz for 15 voxel models including different postures. Phys. Med. Biol., 55: 1157-1176

Vazquez J A, Caracappa P F, Xu X G. 2014a. Development of posture-specific computational phantoms using motion capture technology and application to radiation dose reconstruction for the 1999 Tokaimura Nuclear Criticality Accident. Phys. Med. Biol.

Vazquez J A, Ding A, Haley T, et al. 2014b. Development of a dynamic computational human phantom for animated dosimetry simulation using motion capture data and a dose-reconstruction demonstration considering the 1997 Sarov criticality accident. Health Phys.

Veress A I, Segars W P, Tsui B M W et al. 2011. Incorporation of a left ventricle finite element model defining infarction into the XCAT imaging phantom. IEEE Trans. Med. Imaging, 30: 915-927

Wang B, Kim C H, Xu X.G. 2004a. Monte Carlo modeling of High-Sensitivity MOSFET dosimeter for low- and medium-energy photon sources. Medical Physics, 31(5): 1003-1008

Wang B, Xu X G, Goldstein M, et al. 2005a. Adjoint Monte Carlo method for prostate external photon beam treatment planning: An application to 3-D patient anatomy. Phys. Med. Biol., 50: 923-935

Wang B, Xu X G, Goorley J T, et al. 2005b. The use of MCNP code for an extremely large voxel model VIP-Man. The Monte Carlo Method: Versatility Unbounded in a Dynamic Computing World. Proceedings of the Monte Carlo 2005 Topical Meeting in Chattanooga, TN, April 17-21, on CD-ROM. ISBN:0-89448-695-0. LaGrange, Park IL: American Nuclear Society. http://mathematicsandcomputation.cowhosting.net/ MonteCarlo05/FullPapers/usr-georgexu-3-paper.pdf[2014-03-02]

Wang B, Xu X G, Kim C H. 2004b. A Monte Carlo CT model of the Rando Phantom. Trans. Am. Nucl. Soc., 90: 473-474

Wang B, Xu X G. 2007. Measurements of Non-Target Organ Doses Using MOSFET Dosemeters for Selected IMRT and 3DCRT Radiation Treatment Procedures. Rad. Prot. Dosimetry, 128(3): 336-342

Wang J, Fujiwara O, Watanabe S, et al. 2004. Computation with a parallel FDTD system of human-body effect on electromagnetic absorption for portable telephones. IEEE Trans. Microw. Theory Tech., 52: 53-58

Welch D, Harken A D, Randers-Pehrson G, et al. 2015. Construction of mouse phantoms from segmented CT scan data for radiation dosimetry studies. Phys. Med. Biol., 60: 3589-3598

Wen N, Guan H, Hammond R, et al. 2007. Dose delivered from Varian's CBCT to patients receiving IMRT for prostate cancer. Phys. Med. Biol., 52(8): 2267-2276

White D R. 1978. Tissue substitutes in experimental radiation physics. Med. Phys., 5(6): 467-479

Williams G, Zankl M, Abmayr W, et al. 1986. The calculation of dose from external photon exposures using reference and realistic human phantoms and Monte Carlo methods. Phys. Med. Biol., 31: 449-452

Winslow M, Huda W, Xu X G, et al. 2004. Use of the VIP-Man model to calculate energy imparted and effective dose for X-ray examinations. Health Phys., 86: 174-182

Winslow M, Xu X G, Yazici B. 2005. Development of a simulator for radiographic image optimization. Comput. Methods Programs Biomed., 78: 179-190

Wright H A, Anderson V E, Turner J E, et al. 1969. Calculation of radiation dose due to protons and neutrons with energies from 0.4 to 2.4 GeV. Hlth. Phys., 16: 13-31

Wu D, Shamsi S, Chen J, et al. 2006. Evaluations of specific absorption rate and temperature increase within pregnant female models in magnetic resonance imaging birdcage coils. IEEE Trans. Microw. Theory Tech., 54: 4472-4478

Wu Y, Cheng M, Wang W, et al. 2018. Development of Chinese female computational phantom Rad-Human and its application in radiation dosimetry assessment. Nuclear Technology, 201(2): 155-164

Xie T, Bolch W E, Lee C, et al. 2013. Pediatric radiation dosimetry for positron-emitting radionuclides using anthropomorphic phantoms. Med. Phys., 40: 102502-102514

Xie T, Zaidi H. 2014. Evaluation of radiation dose to anthropomorphic paediatric models from positron-emitting labeled tracers. Phys. Med. Biol., 59: 1165-1187

Xie T, Zhang G, Li Y, et al. 2010. Comparison of absorbed fractions of electrons and photons using three kinds of computational phantoms of rat. Applied Physics Letters, 97(3): 033702

Xu X G, Chao T C, Bozkurt A. 2000. VIP-Man: An image-based whole-body adult male model constructed from color photographs of the Visible Human Project for multi-particle Monte Carlo calculations. Health Phys., 78: 476-486

Xu X G, Chao T C, Bozkurt A. 2005. Comparison of effective doses from various monoenergetic particles based on the stylized and the VIP-Man tomographic models. Radiat. Prot. Dosimetry, 115: 530-535

Xu X G, Eckerman K F. 2009. Handbook of Anatomical Models for Radiation Dosimetry. Boca Raton, FL: Taylor & Francis

Xu X G, Reece W D, Poston J W. 1995. A Study of the angular dependence problem in effective dose equivalent assessment. Health Phys., 68: 214-224

Xu X G, Reece W D. 1996. Sex-specific tissue weighting factors for effective dose equivalent calculations. Health Phys., 70: 81-86

Xu X G, Shi C. 2005. Preliminary development of a 4D anatomical model for Monte Carlo simulations//Moute Carlo 2005 Topic Meeting. The Moute Carlo method: Versatility unbounded in adynamic computing world [CD-ROM]. Chattanooga: American Nuclear Society, LaGrange Park

Xu X G, Taranenko V, Zhang J, et al. 2007. A boundary-representation method for designing whole-body radiation dosimetry models: Pregnant females at the ends of three gestational periods—RPI-P3, -P6 and -P9. Phys. Med. Biol., 52: 7023-7044

Xu X G. 2009. Computational phantoms for radiation dosimetry: A 40-year history of evolution//Xu X G, Eckerman K F. Handbook of Anatomical Models for Radiation Dosimetry. Boca Raton, FL: Taylor & Francis: 3-42

Yamauchi-Kawaura C, Fujii K, Akahane K, et al. 2015. Development of age-specific Japanese physical phantoms for dose evaluation in infant CT examinations. Radiation Protection Dosimetry, 28: ncv420.

Yanamadala J, Noetscher G M, Rathi V K, et al. 2015. New VHP-Female v. 2.0 full-body computational phantom and its performance metrics using FEM simulator ANSYS HFSS. IEEE Engineering in Medicine and Biology Society: 3237-3241

Yeom Y S, Han H, Choi C, et al. 2017. Posture change of mesh-type computational phantoms using As-rigid-As-possible shape deformation algorithm. 6th International Workshop on Computational Human Phantoms (CP2017), Annapolis, Maryland, USA

Yeom Y S, Han M C, Kim C H, et al. 2013. Conversion of ICRP male reference phantom to polygon-surface phantom Phys. Med. Biol., 58: 6985-7007

Yeom Y S, Jeong J H, Han M C, et al. 2014. Tetrahedral-mesh-based computational human phantom for fast Monte Carlo dose calculations. Physics in Medicine and Biology, 59: 3173

Yu D, Wang M, Liu Q. 2015. Development of Chinese reference man deformable surface phantom and its application to the influence of physique on electromagnetic dosimetry. Phys., Med. Biol., 60: 6833-6846

Zaidi H, Hasegawa B. 2003. Determination of the attenuation map in emission tomography. Journal of Nuclear Medicine, 44(2): 291-315

Zaidi H, Sgouros G. 2003. Therapeutic Applications of Monte Carlo Calculations in Nuclear Medicine. London: IOP Publishing

Zaidi H, Tsui B M W. 2009. Review of computational anthropomorphic anatomical and physiological models. Proc. IEEE, 97: 1938-1953

Zaidi H, Xu X G. 2007. Computational anthropomorphic models of the human anatomy: The path to realistic Monte Carlo modeling in radiological sciences. Annu. Rev. Biomed. Eng., 9: 471-500

Zaidi H. 1999. Relevance of accurate Monte Carlo modeling in nuclear medical imaging. Med. Phys., 26: 574-608

Zankl M, Becker J, Fill U, et al. 2005. GSF male and female adult voxel models representing ICRP Reference Man—The present status. The Monte Carlo Method: Versatility Unbounded in a Dynamic Computing World. Proceedings of the Monte Carlo 2005 Topical Meeting held in Chattanooga, TN, April 17-21, on CD-ROM. ISBN:0-89448-695-0. LaGrange, Park IL: American Nuclear Society. http://mathematicsandcomputation. cowhosti ng.net/MonteCarlo05/FullPapers/usr-zankl-1-paper.pdf [2014-03-02]

Zankl M, Fill U, Petoussi-Henss, et al. 2002. Organ dose conversion coefficients for external photon irradiation of male and female voxel models. Phys. Med. Biol., 47: 2367-2385

Zankl M, Huet C, Broggio D, et al. 2017. EURADOS intercomparison on the usage of the ICRP/ICRU adult reference computational phantoms. 6th International Workshop on Computational Human Phantoms (CP2017), Annapolis, Maryland, USA

Zankl M, Veit R, Williams G, et al. 1988. The construction of computer tomographic phantoms and their application in radiology and radiation protection. Radiat. Environ. Biophys., 27: 153-164

Zeng Z, Li J, Qiu R. 2006. Dose assessment for space radiation using a proton differential dose spectrum. Journal of Tsinghua University (Science and Technology), 46: 374-376

Zerby C D, Kinney W E. 1965. Calculated tissue current-to-dose conversion factors for nucleons below 400 MeV. Nucl. Instrum. Meth., 36: 125-140

Zhang B, Ma J, Liu L, et al. 2007a. CNMAN: A Chinese adult male voxel phantom constructed from color photographs of a visible anatomical data set. Radiat. Prot. Dosimetry, 124: 130-136

Zhang B, Ma J, Zhang G, et al. 2009a. The Chinese computational phantoms: CNMAN, VCH, and CVP// Xu X G, Eckerman K F. Handbook of Anatomical Models for Radiation Dosimetry. Boca Raton, FL: Taylor & Francis: 279-304

Zhang G, Liu Q, Luo Q. 2007b. Monte Carlo simulations for external neutron dosimetry based on the visible Chinese human phantom. Phys. Med. Biol., 52: 7367-7383

Zhang G, Liu Q, Zeng S, et al. 2008a. Organ dose calculations by Monte Carlo modeling of the updated VCH adult male phantom against idealized external proton exposure. Phys. Med. Biol., 53: 3697-3722

Zhang G, Luo Q, Zeng S, et al. 2008b. The development and application of the visible Chinese human model for Monte Carlo dose calculations. Health Phys., 94: 118-125

Zhang J Y, Xu X G, Shi C, et al. 2008c. Development of a geometry-based respiratory motion-simulating patient model for radiation treatment dosimetry. J. Appl. Clin. Med. Phys., 9: 2700

Zhang J, Na Y H, Caracappa P F, et al. 2009b. RPI-AM and RPI-AF, a pair of mesh-based, size-adjustable adult male and female computational phantoms using ICRP-89 parameters and their calculations for organ doses from monoenergetic photon beams. Phys. Med. Biol., 54: 5885-5908

Zhao K, Cheng M, Long P, et al. 2013. Human organ geometry construction from segmented images. Proceedings of the Second International Conference on Innovative Computing and Cloud Computing: 65

Zhu H, Qiu R, Pan Y, et al. 2017. Establishment of detailed respiratory tract model and Monte Carlo simulation of radon progeny caused dose. 6th International Workshop on Computational Human Phantoms (CP2017), Annapolis, Maryland, USA

Ziriax J M, Smith K I, Nelson D A, et al. 2000. Effects of frequency, permittivity, and voxel size on predicted specific absorption rate values in biological tissue during electromagnetic-field exposure. IEEE Trans. Microw. Theory Tech., 48: 2050-2058

Zubal I G, Harrell C R, Smith E O, et al. 1994. Computerized three-dimensional segmented human anatomy. Med. Phys., 21: 299-302